Genußvoll essen bei Bluthochdruck

»Es ist heute durch kontrollierte, randomisierte, prospektive Multicenterstudien gesichert, daß insbesondere durch eine spezielle Ernährungsumstellung die Anzahl bzw. Dosierung antihypertensiver Arzneimittel in vielen Fällen verringert oder sogar auf eine medikamentöse Behandlung verzichtet werden kann«

Prof. Dr. R. Kluthe

Dr. Wolfgang Fassnacht
Dipl.oec.troph. Anja-Katharina Theobald

Genußvoll essen bei Bluthochdruck

Mit Natrium- und Kalorienangabe

Mit Teststreifen zur Kontrolle der Salzausscheidung

Alle Rezepte sind Anleitungen für eine
schmackhafte, salz- und kalorienreduzierte
Kost, die den Blutdruck zuverlässig senkt

MIDENA

Die Autoren

Wolfgang Fassnacht ist Facharzt für Allgemeinmedizin mit Zusatzausbildung in Naturheilverfahren und tätig in eigener Praxis in Oberstaufen.
Anja-Katharina Theobald ist als Oecotrophologin tätig in der 1. Modellklinik für Ernährungsmedizin in Bad Rippoldsau.

Die Deutsche Bibliothek – CIP-Einheitsaufnahme

Fassnacht, Wolfgang:
Genußvoll essen bei Bluthochdruck / Wolfgang Fassnacht ; Anja-Katharina Theobald. Mit einem Vorw. von Reinhold Kluthe. -
Augsburg : Midena, 1999
ISBN 3-310-00583-6

Die im Buch veröffentlichten Ratschläge wurden von den Autoren und vom Verlag sorgfältig erarbeitet und überprüft. Eine Haftung der Autoren bzw. des Verlages und seiner Beauftragten für Personen-, Sach- oder Vermögensschäden ist dennoch ausgeschlossen.

Midena Verlag, Augsburg

Umschlaggestaltung: S/L-Kommunikation
Umschlagfoto: Ulrich Kopp, Füssen
Layout: Cornelia Osterbrauck, München; Marion Kraus, Augsburg
Fotos: Ulrich Kopp, Füssen; Kanzleiter S. 21; Mauritius Bildagentur S. 34; StockFood S. 25
Satz: Gesetzt aus LeawoodEF von Sylvio Cyrulik, München
Projektleitung und Redaktion: agentur Z., München
Lektorat: Franz Leipold
Druck und Bindung: Offizin Andersen Nexö, Zwenkau

Printed in Germany

ISBN 3-310-00583-6

Gedruckt auf elementar chlorfrei gebleichtem Papier

Inhalt

Abkürzungen

EL	=	Eßlöffel
TL	=	Teelöffel
Pck.	=	Päckchen
geh.	=	gehackt
gem.	=	gemahlen
ger.	=	gerieben
getr.	=	getrocknet
kg	=	Kilogramm
g	=	Gramm
mg	=	Milligramm
Fett. i. Tr.	=	Fett in der Trockenmasse

Geleitwort

Hoher Blutdruck ist ein Krankheitszeichen, das in den letzten Jahrzehnten enorm zugenommen hat. Man kann davon ausgehen, daß mehr als die Hälfte aller Bundesbürger heute an Hochdruck leidet, und zwar meistens unerkannt, da die Erkrankung lange Zeit keine Beschwerden bereitet.

Wesentliche Ursachen des Hochdrucks sind Über- und Fehlernährung. Schon im Kindesalter führen sie in vielen Fällen zu einer lebensbegrenzenden Hypertonie.

Hauptursache des Hochdrucks ist die zu hohe Salzzufuhr. Es ist für jeden vernünftig denkenden Menschen einleuchtend, daß demnach der erste Weg zu notwendiger Rückführung der Blutdruckwerte in den normalen Bereich die Ernährungstherapie sein müßte. Leider wird in unserer medikamentös ausgerichteten, modernen Gesellschaft meist von vornherein der Medikamentenweg gewählt.

Dabei ist es so einfach, wenn man diesen wegweisenden Ratgeber von Herrn Dr. Fassnacht und Frau Theobald liest, die naheliegende Ernährungsumstellung zu praktizieren, wie es die Deutsche Liga zur Bekämpfung des hohen Blutdrucks als wichtigste und erste Maßnahme vorschlägt. Die Salzeinschränkung auf vernünftige Mengen verliert ihre Problematik, wenn man sich der im Buch vorgeschlagenen Maßnahmen bedient. Selbst der Slogan »Eine Suppe ohne Salz schmeckt nicht« verliert seine Bedeutung, wenn man die Vielfalt der Kräuter ausnützt, die die Natur der modernen Küche liefert.

Ich wünsche diesem Buch, das dem Patienten auch dabei hilft, seine Salzzufuhr mit Hilfe von Teststäbchen selbst einzustellen, eine möglichst weite Verbreitung.

Prof. Dr. Reinhold Kluthe
Präsident der Deutschen Akademie für Ernährungsmedizin

Lieber Leser!

Normaler Blutdruck mit gesunder Kost und ohne Tabletten!

Durch einen ausgeglichenen Blutdruck vermeiden Sie Folgeerkrankungen und verlängern Ihr Leben. Deshalb wird in diesem Buch eine genaue Anleitung gegeben, wie jeder seinen Blutdruck auf Normalwerte bringen kann - oder zumindest viel weniger Tabletten einnehmen muß. Ihren Blutdruck können Sie senken durch Gewichtsabnahme, salzreduzierte Kost in 3 Stufen, spezielle Mineralstoffe, Fette und Ballaststoffe, Ausdauertraining sowie weniger Alkohol, Koffein und Nikotin.

Ein besonderes Kapitel ist dem Thema »Salz« gewidmet, da eine salzlastige Kost zu den wichtigsten Ursachen für hohen Blutdruck (Hypertonie) zählt. Heute ist in der Wissenschaft allgemein akzeptiert, daß eine zu große Salzmenge der wichtigste Grund für den hohen Blutdruck in hochzivilisierten Gesellschaften ist. Genauso ist Salz aber auch für viele andere Krankheiten mitverantwortlich. Leider ist diese Tatsache weder in der Bevölkerung noch in Arztpraxen ausreichend bekannt.

Beginnen wir also wieder zu essen, wie es unserem Bauplan entspricht - und das ist salzarm. In diesem Buch werden wahre Feinschmeckerrezepte mit weniger Salz angeboten. Alle, die unter hohem Blutdruck leiden, finden hier neue Gaumenfreuden!

Wir danken der Deutschen Akademie für Ernährungsmedizin, Freiburg, insbesondere Herrn Prof. Dr. R. Kluthe für die wissenschaftliche Beratung. Herr Dipl.oec.troph. S. Greubel hat uns freundlicherweise wesentliche Auszüge aus seinem neuen Natriumführer überlassen.

Herrn Dipl.oec.troph. Markus Brüngel, der die japanischen Teststäbchen zur Messung der Salzausscheidung entdeckt hat, danken wir zudem besonders für die Überlassung von Literatur.

Wolfgang J. Fassnacht und Anja-Katharina Theobald

Einführung

Erhöhter Blutdruck, die Hypertonie, ist in den Industriestaaten das bedeutendste gesundheitliche Problem. Auch in Deutschland ist die Hypertonie der häufigste Grund überhaupt, den Arzt aufzusuchen.

Meist erleben die neuen Patienten hier allerdings eine Überraschung: Der Arzt kann ihnen nicht einfach ein Medikament verschreiben, das die Krankheit heilt, denn selbst die moderne Medizin kann das Problem nicht lösen. Hypertonie ist nicht »auf Rezept« heilbar – das meiste müssen die Erkrankten selbst tun. Bevor wir Ihnen im Abschnitt »Vieles liegt in Ihrer Hand« ab Seite 18 Rat und Hilfe zu Ihrem gesundheitlichen Problem anbieten, sollen Sie erfahren, wie sich der Bluthochdruck im Körper entwickelt und welche Auswirkungen er haben kann.

Grundwissen Blutkreislauf

Wenden wir uns zunächst einmal dem Geschehen im gesunden Körper zu. Sie wissen, daß der Blutdruck und das Arbeiten des Herzens eng miteinander verbunden sind. Etwa 70 mal pro Minute »schlägt« das Herz. Das heißt, der Herzmuskel öffnet und schließt sich 70 mal in jeder Minute und pumpt dabei unser Blut in Wellen in den Körper. Die Menge des Blutes, die unser Herz bei jedem Schlag in die Adern pumpt, schwankt.

Bei einem Spitzensportler können es in Momenten der höchsten Wettkampfanstrengung bis zu 40 Liter Blut pro Minute sein. In Ruhe pumpt das Herz eines Durchschnittsmenschen 5 Liter Blut pro Minute und versorgt den Körper so mit Sauerstoff, Nährstoffen und Hormonen.

Wie entsteht der Blutdruck?

Vom Herzen gelangt das Blut ins weitverzweigte Adernsystem unseres Organismus. Jedesmal, wenn das Herz sich zusammenzieht und eine neue Welle Blut durch die Adern pumpt, schwillt das Blut in den Adern an. Man kann sich leicht vorstellen, wie jede dieser Wellen großen Druck auf die Aderwände ausübt.

Was bedeutet Hypertonie?

Hyper = Zuviel

Tonus = Druck

Dieser Druck wird **systolischer** Blutdruck genannt. Er ist um so höher, je größer die ausgeworfene Blutmenge ist. Bei Aufregungen oder Anstrengungen, wenn das Herz eine größere Menge Blut in die Adern pumpt, steigt auch der systolische Blutdruck an.

Nachdem sich der Herzmuskel zusammengezogen hat, »ruht« er jedesmal einen Moment aus. In diesem Moment sinkt der Druck des Blutes auf dic Adcrwände. Dieser Druck wird **diastolischer** Blutdruck genannt. Für diesen diastolischen Blutdruck nun interessiert sich der Arzt besonders, denn der diastolische Blutdruck ist nicht wie der systolische von der Menge des Blutes abhängig, die das Herz in die Adern pumpt. Der diastolische Blutdruck verändert sich bei einem Menschen nicht so schnell. Er ist aber abhängig davon, wie groß der Strömungswiderstand der Adern und wie groß das allgemeine Blutvolumen ist. Weder der systolische noch der diastolische Blutdruck sind bei einem Menschen immer gleich. Sie sind davon abhängig, ob wir ruhig und entspannt sind oder ob wir hart arbeiten müssen und sehr aufgeregt sind. Außerdem ändert sich der Blutdruck ganz natürlicher Weise im Tagesverlauf: Spät nachts ist er bei jedem Menschen am niedrigsten, morgens am höchsten. Bei Personen mit sogenanntem labilem Bluthochdruck schwankt der Blutdruck und ist einmal normal und einmal erhöht.

systolischer Blutdruck = *Blutdruck, wenn das Herz Blut in die Adern pumpt*
diastolischer Blutdruck = *Blutdruck, wenn das Herz zwischen zwei Schlägen ausruht*

Den Blutdruck messen

Um dieses sich ständig verändernde Geschehen im Körper besser beobachten zu können, entwickelte vor fast genau 100 Jahren (1895/96) der italienische Arzt Riva-Rocci die genial einfache Methode der Blutdruckmessung, die man weltweit bis heute verwendet. Man legt eine Gummimanschette um Oberarm oder Handgelenk, die mit einem Druckmeßgerät verbunden ist, und pumpt die Manschette auf. Der Druck im Meßgerät steigt dadurch an. Irgendwann ist die Manschette so fest aufgepumpt, daß sie die Schlagader abdrückt und kein Blut mehr fließen kann.

Dann setzt der Arzt das Hörrohr auf die Schlagader und läßt die Luft langsam aus der Manschette heraus. Wenn nun das Blut in die Adern zurückfließt, kann der Arzt die Strömungsgeräusche des Blutes hören.

Dieser Wert entspricht dem systolischen Blutdruck, mit dem eine neue Blutwelle die Ader öffnet. Nun sinkt aber der Druck in der Manschette weiter... Sobald die Ader wieder ganz offen ist, kann das Blut ungehindert fließen, und die Geräusche im Hörrohr verklingen. Ein Blick auf das Meßgerät – und der Arzt kann dort den aktuellen Meßwert ablesen, der dem diastolischen Blutdruck entspricht.

Wann ist der Blutdruck erhöht?

Obwohl es keine ganz scharfe Trennlinie zwischen einem normalen Blutdruck und einem Bluthochdruck (= Hypertonie) gibt, haben sich die folgenden Richtwerte durchgesetzt:

- Der »optimale« Blutdruck liegt systolisch unter 120 und diastolisch unter 80 mmHg (kurz 120/80 mm Hg). Dies sind die Blutdruckwerte, mit denen ein Mensch seine höchste Lebenserwartung erreichen kann.
- Der »normale« Blutdruck (der Blutdruck bei einem gesunden Menschen in körperlicher und seelischer Ruhe) liegt unter 130/85 mm Hg.
- Von einem Bluthochdruck spricht man, wenn der Blutdruck 140/90 mm Hg oder mehr beträgt. 40 % der Erwachsenen sind allein in Deutschland davon betroffen.

Den Blutdruck selbst messen

Heute gibt es gute und preiswerte automatische Geräte zur Selbstmessung. Bei Oberarmgeräten muß die Manschettenbreite auf den Armumfang abgestimmt werden: Je größer der Umfang, desto breiter die Manschette. Bei Meßgeräten am Handgelenk muß man das Gerät in Herzhöhe halten. Am besten mißt man täglich zur gleichen Zeit den Blutdruck, z. B. morgens nach dem Aufstehen und eventuell noch einmal abends, und schreibt die Werte auf.

Bitte notieren Sie:

- *Wie hoch ist - im Durchschnitt – Ihr systolischer Blutdruck?*
- *Ihr diastolischer Blutdruck?*

Warum erhöht sich der Blutdruck?

Bluthochdruck ist zunächst eigentlich keine Erkrankung, sondern eine Regulationsstörung, die durch Übergewicht, salzreiche Ernährung, Bewegungsmangel und andere Faktoren verursacht wird. Obwohl diese Fakten bekannt sind, spricht man bei 90% der Betroffenen von einer »essentiellen Hypertonie« d.h. die Ursache ist angeblich nicht bekannt.

Diese essentielle Hypertonie ist eine Störung, die sich aus minimalen Anfängen im Kindesalter entwickelt, langsam zunimmt, dann im Alter von 35 bis 55 Jahren als Bluthochdruck offen zu Tage tritt und nicht mehr rückgängig gemacht werden kann.

Bei den restlichen 10% der Bluthochdruckpatienten ist der erhöhte Blutdruck die Folge einer Erkrankung innerer Organe. Die meisten dieser Patienten leiden unter einer Nierenerkrankung.
Auch Funktionsstörungen der Hormondrüsen (Nebenniere, Eierstöcke, Schilddrüse, Hirnanhangdrüse) sowie Gefäßanomalien oder eine bestehende Zuckerkrankheit können eine Hypertonie verursachen. In jedem dieser Fälle ist es wichtig, die zugrunde liegende Erkrankung herauszufinden. Doch auch bei der sekundären Hypertonie helfen die empfohlenen Maßnahmen.

In Deutschland haben 34 Millionen Menschen einen hohen Blutdruck und nehmen für rund 4 Milliarden DM Blutdrucktabletten ein.

Eine Krankheit mit Tücken

Hypertonie macht selten (klare) Beschwerden. Wer seine Blutdruckwerte nicht kennt, spürt man lange nicht, daß er krank ist. Nur ein sehr hoher Blutdruck oder ein schneller Blutdruckanstieg machen sich bemerkbar.

- Allgemeine Symptome, die man oft auf die leichte Schulter nimmt – oder aufs Wetter schiebt – sind: morgendliche Kopfschmerzen, die meistens nach 2 Stunden verschwinden, leichte Ermüdbarkeit, Herzdruck, Herzschmerzen, verstärktes Herzklopfen, unregelmäßiger Herzschlag, leichte Atemnot, Impotenz, Sehstörungen oder überschießende Blutdruckreaktionen auf körperliche oder seelische Belastungen.
- Aufgrund der undeutlichen Krankheitszeichen ist Bluthochdruck eine tückische Krankheit, mit der sich viele Betroffene erst dann beschäftigen, wenn bereits erkennbare Schäden eingetreten sind.

Schädigt ein hoher Blutdruck den Körper?

Bei Bluthochdruck leiden in erster Linie Herz und Blutgefäße: Muß das Herz über Jahre hinweg gegen einen übermäßig hohen Druck ankämpfen, nimmt die linke Herzhälfte Schaden. Dadurch entsteht in den meisten Fällen eine Herzmuskelschwäche.

- Der hohe Druck beschleunigt die Entwicklung der Arteriosklerose in den Blutgefäßen. Oft wird dadurch ein Herzinfarkt ausgelöst. Alle Organe müssen einen zu hohen Druck aushalten – dies macht auf lange Sicht vor allem die Nieren und die Augen kaputt: Es kommt zunächst zu einer Abnahme der Nierenfunktion, schließlich sogar zu einem Nierenversagen. Die durch den Hochdruck geschädigte Schrumpfniere kann wiederum den Hochdruck verstärken (Teufelskreis).
- Auch die feinen Blutgefäße in den Augen können dem hohen Druck nicht auf Dauer widerstehen. Sehstörungen entstehen, die schließlich sogar zur Erblindung führen können. Der Bluthochdruck erreicht auch das Gehirn und schädigt es. Man bemerkt irgendwann, daß die geistigen Fähigkeiten nachgelassen haben – ein Prozeß, der schleichend oft über Jahre verläuft. Wenn durch den hohen Druck im Gehirn eine Ader platzt, kommt es zum Schlaganfall, der unterschiedlich stark ausfallen kann.

Gefährliche Folgen

Wenn ein Bluthochdruck nicht behandelt wird, steigt er mit der Zeit immer weiter an. Es treten Schäden im Körper auf, die auf die Dauer die Gesundheit immer stärker untergraben:

- Die Verkalkung der Gefäße beschleunigt sich.
- Schon bei leichtem Bluthochdruck treten nach 10 Jahren häufig Komplikationen auf: 7 mal häufiger Schlaganfall, 6 mal häufiger Herzmuskelschwäche, 3 mal häufiger Herzinfarkt.
- Bei Bluthochdruck von 140/90 mm Hg hat sich das Risiko für Herz und Kreislauf verdoppelt gegenüber einem Blutdruck von 120/70.
- Ist der diastolische Druck dauernd höher als 90 mm Hg werden die Nieren geschädigt, das Risiko eines Nierenversagens steigt dabei auf das Dreifache. Liegt der diastolische Druck über 109 mm Hg ist die Gefahr sogar sechsmal höher.
- Die Lebenserwartung wird um 10–20 Jahre verkürzt.

Persönliche Risikofaktoren - Checkliste

Da Bluthochdruck zum größten Teil eine »Lifestyle«-Krankheit ist, kann man selbst sehr viel dafür tun, die Krankheit aufzuhalten. Das Wichtigste ist, die Risikofaktoren im eigenen Verhalten aufzugeben. Doch dazu muß man sie erst einmal kennen ...

1. Faktor Vererbung – Haben Großeltern, Eltern oder Geschwister eine Hypertonie? Ja /Nein
2. Sind Blutsverwandte von Ihnen an folgenden Ursachen verstorben: Schlaganfall, Herzinfarkt, Nierenversagen? Ja /Nein
3. Faktor Krankheiten – Sind Sie nierenkrank? Ja /Nein
4. Faktor Rassenzugehörigkeit – Sind Sie weiß oder farbig? Ja /Nein
5. Faktor Alter – Sind Sie älter als 35 Jahre? Ja /Nein
6. Faktor Übergewicht – Haben Sie Übergewicht? Ja /Nein
7. Faktor Koffein – Trinken Sie viel Kaffee? Ja /Nein
8. Faktor Nikotin – Rauchen Sie oder nehmen Sie Kau- oder Schnupftabak? Ja /Nein
9. Faktor Alkohol – Trinken Sie 3 Gläser Bier, Wein, Schnaps oder mehr am Tag? Ja /Nein
10. Für Frauen: Faktor Hormone – Nehmen Sie die »Pille«? Ja /Nein
11. Faktor Streß – Seien Sie bitte ehrlich: Stehen Sie beruflich oder privat unter großem Druck? Werden Sie bedroht oder haben Sie Angstzustände? Ja /Nein
12. Faktor Bewegung – Treiben Sie keinerlei Sport? Ja /Nein
13. Schlüsselfaktor Salz – Essen Sie gerne gut gesalzen? Ja /Nein

Wenn Sie mehr als 5 Fragen mit Ja beantworten, leiden Sie wahrscheinlich unter Bluthochdruck.

Auswertung:

1. und 2. Faktor Vererbung und Familie
Wenn Ihre Eltern an Hypertonie litten, ist Ihre Wahrscheinlichkeit zu erkranken doppelt so groß wie bei Eltern mit normalem Blutdruck. Auch die genannten Krankheiten erhöhen das Risiko.

3. Faktor Krankheiten
Alle Nierenkrankheiten können den Blutdruck erhöhen.

4. Faktor Ethnische Zugehörigkeit
In den USA haben Farbige zweimal so oft Bluthochdruck und Schlaganfälle wie Weiße. In Neuseeland trifft das Gleiche für Maoris zu.

5. Faktor Alter und Geschlecht
Männer haben in jüngeren Jahren häufiger einen Bluthochdruck als Frauen. Mit dem Erreichen der Wechseljahre ziehen die Frauen aber gleich, mit 65 Jahren übertreffen sie sogar die Männer.

6. Faktor Übergewicht
Es ist kein Naturgesetz, daß wir mit zunehmendem Alter dicker werden und einen höheren Blutdruck bekommen. Es gibt Bevölkerungen, wo Bluthochdruck fast unbekannt ist und auch im mittleren Lebensalter der Blutdruck nicht ansteigt. Je dicker jemand ist, desto höher sind sein Blutdruck und sein Blutzuckerspiegel. Oft haben die Patienten gleichzeitig Übergewicht und Bluthochdruck.

7. Faktor Koffein
Eine neue Studie ergab, daß ein hoher Kaffeegenuß die Entwicklung eines Bluthochdrucks möglicherweise fördern kann.

8. Faktor Nikotin
Zigaretten, Zigarren, Kau- und Schnupftabak verengen die Gefäße und erhöhen den Blutdruck. Das Risiko, einen Herzinfarkt zu erleiden, ist 2- bis 3 mal so hoch wie bei Nichtrauchern. Für rauchende Bluthoch druckkranke gilt die Methode Schlußpunkt: Hören Sie noch heute auf!

Machen Sie keine faulen Kompromisse, indem Sie versuchen, weniger zu rauchen, sondern machen Sie sofort Schluß mit den Zigaretten.

9. Faktor Alkohol

Bei etwa 10% aller Hypertoniker ist ein hoher Alkoholkonsum die alleinige Ursache. Alkohol wirkt blutdrucksteigernd, sowohl bei Menschen mit normalem Blutdruck als auch bei solchen mit hohem Blutdruck.
Wer mehr als 1 – 2 Glas täglich trinkt, riskiert die Entwicklung eines Bluthochdrucks oder verstärkt einen schon bestehenden Hochdruck. Ein Alkoholkonsum von 30 g / Tag erhöht den Blutdruck bereits um 6 mm Hg. Wenn Vieltrinker mit mehr als 300 ml reinem Alkohol pro Woche deutlich weniger trinken, sinkt der Blutdruck stark ab. Erlaubt sind höchstens 20 g Alkohol / Tag, d. h. 0,2 l Wein oder 0,4 l Bier. Zur Sicherheit wird empfohlen, auf Alkohol möglichst zu verzichten. Denn abgesehen von der Wirkung auf den Blutdruck schädigt Alkohol im Übermaß Leber, Herz und Hirn. Alkohol kann süchtig machen und bestimmte Krebserkrankungen verursachen. Außerdem enthält Alkohol mit 7,1 Kalorien pro Gramm fast soviel Kalorien wie Fett. Alkohol ist also eine richtige Kalorienbombe.

10. Faktor Hormone

Die Antibabypille kann den Blutdruck erhöhen. Bei 2 – 4 % der Frauen wird der Bluthochdruck dadurch verursacht!

11. Faktor Streß

Psychologische Konflikte führen nicht notwendigerweise zu einer Hypertonie. Es ist nur so, daß der Blutdruck beim Bluthochdruckkranken auf jede körperliche oder seelische Belastung überschießend reagiert.

12. Faktor Bewegungsmangel

Bei Berufen mit sitzender Tätigkeit ist das Risiko für eine Hypertonie um 20 – 50 % erhöht. Regelmäßiges Ausdauertraining kann in 25 – 30 % der Fälle die Entwicklung eines Bluthochdrucks verhindern.

13. Schlüsselfaktor Salz

Salz ist ein entscheidender Faktor für die Entstehung und Verschlimmerung von Bluthochdruck (siehe Seite 28).

Vieles liegt in Ihrer Hand

Hypertonie – ob stark oder schwach ausgeprägt – muß behandelt werden, denn nur so kann man das Entstehen von Folgeerkrankungen verhindern und das Leben verlängern. Schon wenn der diastolische Blutdruck im Durchschnitt nur um 1 mm Hg gesenkt wird, vermindert sich das Risiko, einen Herzinfarkt zu erleiden, bereits um 2–3%. In unserem Risiko-Check auf Seite 15 haben wir Ihnen die wichtigsten Faktoren nähergebracht, die zu Bluthochdruck führen oder ihn verstärken. Davon sind nur vier unveränderbar – Vererbung, Rassenzugehörigkeit, Geschlecht und Alter. Die übrigen Faktoren können Sie selbst beeinflussen und so gestalten, daß Sie sich nicht länger schaden, sondern zu Gesundheit und Wohlbefinden zurückfinden. Im großen Angebot der Entspannungstechniken kann jeder eine Möglichkeit finden, innerlich zu mehr Ruhe zu kommen.

- Sie können sich wieder mehr bewegen.
- Sie können vieles über leichtes unbekömmliches Essen regulieren und allein damit fünf Kern-Faktoren verändern, die Ihr Leben bedrohen: Übergewicht, den Konsum von Salz, Alkohol, Nikotin und Kaffee. Dazu brauchen Sie in erster Linie den guten Willen, wirklich für sich aktiv zu werden.
- Ferner sollten Sie einfache Mittel und Wege finden, Ihren Körper gesund zu erhalten. All diese lohnenden Ziele können Sie durch eine Änderung Ihres Lebensstils und Ihrer Eßgewohnheiten erreichen.

Gelingt es, den Blutdruck dauerhaft und zuverlässig unter 130/85 mm Hg zu senken, geht es den Patienten bereits nach kurzer Zeit schon nachweislich besser.

• Das Risiko für einen Schlaganfall vermindert sich laut Statistik um 50%.

• Das Risiko für einen Herzinfarkt ist wesentlich geringer.

Aktiv werden mit Naturheilverfahren

Naturheilverfahren sind ein Teil der Gesamtmedizin. Es sind teilweise uralte Methoden, mit deren Hilfe die körpereigenen Heil- und Ordnungskräfte aktiviert werden. Zu den medizinisch anerkannten Naturheilverfahren zählt man Ernährungstherapie, Bewegungstherapie, Physikalische Medizin, Ordnungstherapie,

Durch die Naturheilverfahren werden die Blutfette auf natürliche Art und Weise abgebaut.

Atem- und Entspannungstherapie, Klimatherapie, Behandlung mit Heilpflanzen, Umstimmungs- und Ausleitungsverfahren. Wegen ihrer guten Wirksamkeit empfiehlt übrigens auch die Weltgesundheitsorganisation (WHO) Änderungen des Lebensstils. Die WHO betont dabei die Notwendigkeit eines strukturierten Therapieplans, der begleitet wird z. B. von Diätassistenten, Oecotrophologen, Psychologen, Physiotherapeuten und dem Arzt. Die Änderungen des Lebensstils müssen individuell für jeden einzelnen Blutdruckkranken maßgeschneidert werden und ihm z. B. in Seminaren, Trainingsprogrammen oder Kochkursen ausreichend erklärt werden. Eine solche Veränderung des eigenen Lebensstils fällt den meisten Menschen am leichtesten, wenn sie im Rahmen einer Kur geschieht.

So helfen Naturheilverfahren

Wer ernsthaft mit der Selbstbehandlung beginnen möchte und sich dafür entscheidet, seinen »Lifestyle« zu ändern, wird rasch feststellen, daß schon wenige Kilo Gewichtsabnahme und eine salzreduzierte Kost ausreichen, um dem Körper sehr effektiv zu helfen. Wer konsequent dabei bleibt, wird den Blutdruck zuverlässig verbessern und kann Tabletten einsparen. Auch die Blutfette werden so auf körpergerechte Art und Weise abgebaut und Fitneß und Wohlbefinden spürbar verbessert.

- Doch wer »schlampt«, wird spüren, daß unvernünftiges Essen und Trägheit den Blutdruck wieder steigen lassen, denn die Änderungen des Lebensstils bzw. die Naturheilverfahren können eine bestehende Veranlagung nicht beseitigen.
  Wichtig: Wer seinen Bluthochdruck auf natürliche Weise normalisiert, hat auf Dauer bessere Aussichten, gesund zu bleiben, als derjenige, der Tabletten nimmt. Die WHO und Organisationen wie z. B. die Deutsche Hochdruckliga empfehlen für die Therapie ein stufenweises Vorgehen:
- Leichter Bluthochdruck sollte zunächst 12 Monate mit Änderungen des Lebensstils behandelt werden. Fällt der diastolische Blutdruck dadurch unter 95 mm Hg, sollte man die Behandlung beibehalten und regelmäßig den Blutdruck kontrollieren.
- Bei einer schweren Hypertonie muß man jedoch von Anfang an kombiniert mit Tabletten und mit natürlichen Methoden behandeln. Und: Mit einer solchen Therapie könnte man 50% der Medikamente einsparen!

Streß abbauen

Menschen mit erhöhtem Blutdruck neigen dazu, bei psychischen Belastungen – wie Autofahren, der Arbeit am Bildschirm oder in einer Sitzung – den Bluthochdruck schnell auf hohe Werte zu katapultieren. Das heißt, wenn bei ihnen der Blutdruck morgens noch normal ist (130/85 mm Hg), so steigern Belastungen den Blutdruck rasch auf 180/120 mm Hg.

Behandlung mit Medikamenten

Bluthochdruck ist der häufigste Grund, lebenslang Tabletten einzunehmen. Doch es gibt kein ideales Medikament gegen Bluthochdruck. Die Behandlung mit Tabletten ist symptomatisch, d. h. sie senken den Bluthochdruck nur, solange sie eingenommen werden. Der Bluthochdruck kann durch sie nicht geheilt werden. Die am häufigsten verordneten blutdrucksenkenden Medikamente sind Entwässerungstabletten (Diuretika), Betablocker und ACE-Hemmer.

In der Ruhe liegt die Kraft

Neben salzreduzierter Kost und Ausdauersport hilft hier eine veränderte mentale Einstellung zur Aufregung. Viele Menschen mit hohem Blutdruck halten es für völlig normal, daß sie hin und wieder »explodieren«. Dieses Verhalten mag sie selbst nicht weiter stören – für die gesamte Umgebung aber sind diese Ausbrüche nur unangenehm. Lassen Sie es sich gesagt sein: Es gibt andere Mittel, um sich Respekt, Ruhe zum Arbeiten und inneren Abstand in hektischen Situationen zu verschaffen.

Entspannungstechniken wie Autogenes Training, Yoga oder Progressive Muskelentspannung nach Jacobsen vermitteln Ihnen ein Handwerkszeug, das es Ihnen ermöglicht, in Belastungssituationen locker und gelassen zu bleiben und den Blutdruck niedrig zu halten. Langfristig aber ist es vonnöten, wieder mehr zu sich selbst zu finden. Dazu gehört auch, daß Sie Ihren Biorhythmus kennen und einhalten (Ordnungstherapie).

- Wichtig hierbei: Gehen Sie, wenn möglich, immer zur gleichen Zeit ins Bett und schlafen Sie sich aus (Blutdruck sinkt).

Machen Sie während der Arbeit gezielt kurze Pausen, sobald Sie merken, daß Ihre Kraft, »Nerven« oder die Konzentration nachzulassen drohen.

- Nehmen Sie ausreichend »Auszeiten« wie Urlaub oder freie Wochenenden, und erholen Sie sich ganz »pflichtvergessen«.
- Lernen Sie, Feierabend zu machen und die Arbeit samt der Sorgen und Probleme am Arbeitsplatz zu lassen.
- Wer höflich Nein sagen kann, sich sachlich gegen Überlastungen abgrenzt und erkennt, daß andere keine Fehler machen, um ihn persönlich zu ärgern, gewinnt nach und nach im Alltag mehr innere Ruhe.

Versuchen Sie so zu leben, als hätten Sie genügend Zeit für jede Aufgabe, wüßten, daß alles gut ausgeht – und wüßten nicht, was Angst ist.

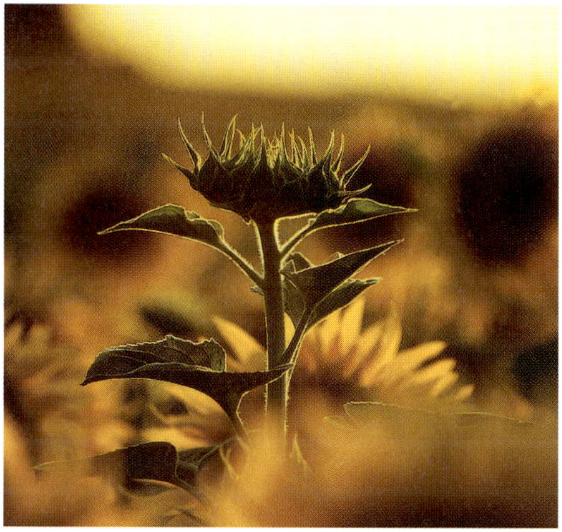

Ganz abschalten, nichts tun und die Seele baumeln lassen, gelingt am besten im Urlaub. Doch statt auf diese natürliche Weise Kraft zu schöpfen, verbringen immer mehr Menschen ihren Jahresurlaub mit erneuten Mut- und Kraftproben. Extremsport- und Abenteuerurlaube mögen Eindruck auf die Umgebung machen, gesund ist ein solches Verhalten nicht.

Natürlicher Ausgleich durch Sport

Sportler haben einen niedrigeren Blutdruck, leben länger und haben nachweisbar weniger Herz-Kreislauferkrankungen. Denn Ausdauersport senkt den Blutdruck, verringert das Körpergewicht, die Blutfette und den Blutzucker. Auch Sie als Bluthochdruckkranker können die positiven Effekte des Sports nutzen. Bedenken Sie aber bitte, daß gerade Ihnen übermäßiger Ehrgeiz und Wettkämpfe sehr schaden, da sie zu innerer Anspannung und Aufregung führen.

- Sport senkt den Blutdruck vor allen bei jüngeren Menschen, die an Hypertonie erkrankt sind, gut.
- Bei älteren Menschen ist der Effekt nicht mehr so groß, da ihre Gefäße durch die Erkrankung meist schon verändert sind.
- *Wichtig:* Wer schon jahrelang unter Bluthochdruck leidet, muß sich erst vom Arzt untersuchen lassen, bevor er wieder mit einem Sport beginnt.

Diese Sportarten halten Sie fit!

Der Blutdruck fällt nach einem mehrwöchigen Ausdauertraining bei Menschen mit normalem Blutdruck um 4 mm Hg systolisch und 4 mm Hg diastolisch, bei Hypertonikern fällt der systolische Druck sogar um 11 und der diastolische um 6 mm Hg. Dieser Effekt verschwindet zwei Wochen nach dem Einstellen des regelmäßigen Trainings. Folgende Sportarten sind hierzu besonders gut geeignet:

Ausdauersportarten wie flottes Gehen oder Radfahren im ebenen Gelände, Wandern, Walking, Skating, Aerobics, lockeres Joggen bzw. Trimmtrab, Skilanglauf, Schwimmen, Reiten, Tischtennis, Segeln oder Tanzen. Langsam über Monate steigern. Übergewichtige sollten dagegen eher Radfahren oder öfter Schwimmen gehen.

Übergewicht abbauen

Sie wissen es selbst: Bei Hypertonikern bewirkt die richtige Ernährung fast sofort eine spürbare Verbesserung ihres Gesamtzustandes. Deshalb haben wir speziell für Sie eine Diät erarbeitet, die alle Anforderungen an eine kalorien- und salzreduzierte Vollwertkost erfüllt (Seite 37). Nicht schlank zu sein, ist heute für viele auch ein inneres Problem.

- Jeder, der übergewichtig ist, weiß, daß er nicht mit dem gängigen Schönheitsideal konform geht und daß er auffällt. Weil die Gründe für Übergewicht fast immer im seelischen Bereich liegen, ist es nicht einfach, Übergewicht abzubauen, das man über die Jahre vielleicht als Schutz, vielleicht als Widerstand oder aus anderen inneren Gründen aufgebaut hat ...

  Doch Übergewicht ist leider auch eine der Hauptursachen von Krankheiten wie Zuckerkrankheit, Fettstoffwechselstörungen und Hypertonie.

Die Anzahl der übergewichtigen Erwachsenen hat in den Jahrzehnten nach dem Zweiten Weltkrieg stark zugenommen. In Mitteleuropa sind 39% der Männer und 41 % der Frauen übergewichtig, das heißt, sie haben einen sogenannten BMI von mehr als 25. Für sie ist eine Gewichtsabnahme auf das nach dem Body-Mass-Index (BMI) empfohlene Gewicht von 20–22 der wichtigste Schritt, um nicht ernsthaft an den Folgeschäden ihres Übergewichts zu erkranken. Wir wissen heute, daß etwa 70% aller Übergewichtigen unter Hypertonie leiden, denn je dicker jemand ist, desto höher ist automatisch sein Blutdruck.

Deshalb gilt für Hypertoniker mit Übergewicht: Sofort und unbedingt abnehmen. Eine Gewichtsabnahme senkt den Blutdruck so wirksam wie Tabletten, aber sie hat keine Nebenwirkungen und verbessert zusätzlich den Stoffwechsel: Cholesterin, Blutfette, Harnsäure, Blutzucker und auch die Insulinkonzentration im Blut sinken nachweislich.

Den Body-Mass-Index (BMI) berechnen

Teilen Sie mit dem Taschenrechner Ihr Gewicht (in Kilogramm) durch Ihre Körperlänge (in Meter) und teilen Sie das Ergebnis noch einmal durch Ihre Körperlänge in Meter. Beispiel: Ich wiege 80 kg und bin 1,80 m groß, dann errechnet sich der BMI so: 80 (kg) : 1,8 (m) = 44,44 :1,8 = 24,69.

Wie soll ich abnehmen?

Mit den Pfunden »schmilzt« auch der Blutdruck – das weiß jeder, der schon einmal eine Diät gemacht hat. Gerade in den ersten Tagen fühlt man sich leicht schwindelig, oder beim plötzlichen Aufstehen wird es schwarz vor Augen – typische Anzeichen eines niedrigen Blutdrucks. Nutzen Sie diesen Effekt, um auf natürliche Weise wieder ein Stück gesünder zu werden. Sie können abnehmen bis zu einem BMI von 18,5 (darunter nimmt das Risiko durch Untergewicht zu!). Es ist dabei gleichgültig, wie die Gewichtsabnahme erzielt wird, jede Diät und jede Methode, die Pfunde schmelzen läßt, vermindern Ihren Blutdruck. Sie haben also die Wahl!

- Am schnellsten wirken Fasten und fastennahe Methoden. Bereits nach wenigen Tagen ist der Blutdruck oft schon wieder im normalen Bereich.
- Für eine kurzfristige Anwendung geeignet sind z. B. das Saftfasten nach Buchinger oder die Reisdiät nach Dr. Kempner (siehe Seite 40).

Für eine langfristige Gewichtsabnahme müssen die Ernährungsgewohnheiten umgestellt werden. Am besten geeignet dazu ist als Einstieg eine kalorienreduzierte Mischkost von 1500 kcal., wie in unseren Rezepten oder bei der Brigitte-Diät. Damit nimmt man zuverlässig 1 bis 2 kg im Monat ab. In der Zeit dieser Diät lernen Sie, wie man am einfachsten Kalorien spart (weniger Fett – vor allem versteckte Fette –, weniger Alkohol, Säfte und stark gezuckerte Softdrinks wie Cola).

Kann Diät Spaß machen?

Unsere Diät ist keine Radikal-Schlankheitskur, die rasch einen gewaltigen Gewichtsverlust verspricht, aber sie hilft, das Übergewicht abzubauen, und sie ist gesund, denn es sind alle lebenswichtigen Nährstoffe darin enthalten. Essen solle in erster Linie Spaß machen.

Deshalb können Sie bei unserer Diät auf das tägliche Kalorienzählen verzichten, denn unsere Rezepte sind so zusammengestellt, daß Sie täglich optimal ernährt sind, aber dabei abnehmen.

Unsere Grundideen für Ihre Ernährung

In erster Linie haben wir fettarme Produkte wie Milchprodukte mit max. 1,5 % Fett, mageres Fleisch und fettsparende Zubereitung wie Grillen oder Dünsten verwendet. Ballaststoffe finden Sie ebenfalls reichlich in unserem Programm, denn sie füllen den Magen und helfen, richtig satt zu werden. Sie stecken in Vollkornbroten, frischen Gemüsesorten und Obst. Alkoholische Getränke haben genauso viele Kalorien wie Säfte. Denken Sie deshalb daran, Wein als Weinschorle, Bier als saures Radler und Obstsäfte als Schorle zu genießen!

Sicherer Erfolg mit der passenden Diät

Bereits eine Gewichtsabnahme von 2–4 kg kann den Blutdruck senken. Eine Gewichtsabnahme von 10 kg führt im Durchschnitt zu einer Blutdrucksenkung von 15 mm Hg. Generell sollten sich Hypertoniker mit dem Essen knapp halten und vom Tisch aufstehen, bevor sie satt sind.

Es gilt der bekannte Satz von Pfarrer Kneipp: *»Wenn Du fühlst, du hast gegessen, hast du schon zuviel gefressen!«* Erst wenn sich Ihre Eßgewohnheiten, Ihr Geschmacksempfinden und Ihr Körperbewußtsein verändern, geschieht das »Wunder« – Sie nehmen von ganz alleine ab und halten nahezu mühelos Ihr Gewicht.

»Blutdrucksenker« in der Nahrung

Abgesehen davon, daß Sie mit unserer Diät die Kalorienbomben meiden und Spaß an einem leichteren, bekömmlicheren Ernährungsstil finden werden, möchten wir Sie einladen, eine Reihe natürlicher Substanzen kennenzulernen, die eine blutdrucksenkende Wirkung ausüben. Vorab aber wollen wir den Wert von unbearbeiteten Lebensmitteln betonen. Denn so, wie die Natur unsere Lebensmittel »herstellt«, sind sie ideal für uns geeignet.

Alle ab Seite 26 beschriebenen »Blutdrucksenker« finden Sie in jedem gut sortierten Supermarkt. Für gute Qualität und Frische sollten Sie hin und wieder auch auf Wochenmärkten einkaufen!

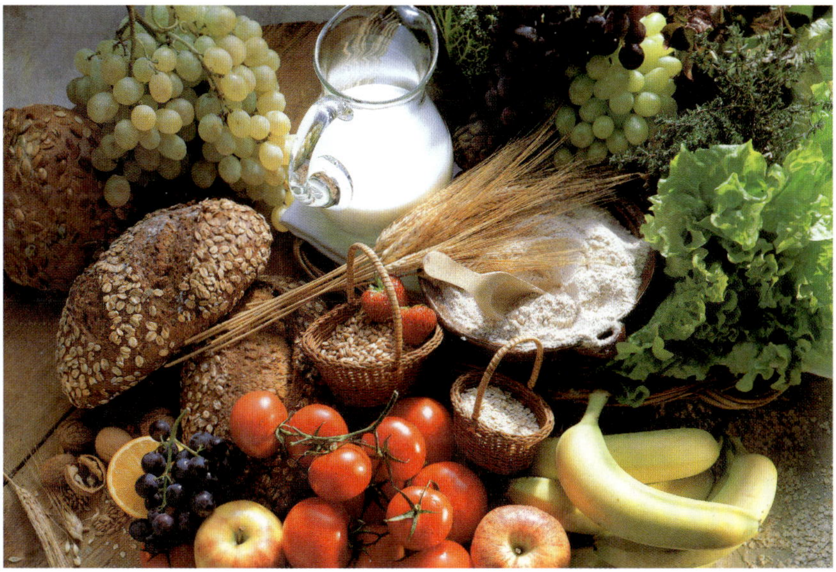

Frische, natürlich gewachsene Lebensmittel aus Gärten oder ökologisch geführten Betrieben haben einen hohen Anteil an gesundem Kalium.

- **Ballaststoffe – Pflanzenfasern**
  Ein Mangel an Ballaststoffen verursacht Verstopfung und andere Darmkrankheiten. Lösliche Ballaststoffe können bei Zuckerkrankheit den Blutzucker stabilisieren und bei Bluthochdruck in geringem Maße den Blutdruck senken – unabhängig von Körpergewicht und Salzaufnahme. Unlösliche Ballaststoffe wie Zellulose oder Weizenkleie haben diesen Effekt jedoch nicht. Lebensmittel mit vielen löslichen Ballaststoffen sind: Hafer, Flohsamen, Guarmehl, Stachelbeeren, Kiwi, Pflaumen, Feigen, Johannisbeeren, Äpfel, Grünkohl, Brokkoli, Blumenkohl, Weißkohl, Rote Bete, Möhren, Erbsen, Bohnen, Linsen, Roggenmehl, Ingwerwurzel und Bockshornklee.

- **Fischöl und Pflanzenöle**
  Eine leichte blutdrucksenkende Wirkung haben Fischöl und bestimmte ungesättigte pflanzliche Öle mit den Omega-3-Fettsäuren, Alpha-Linolensäure, EPS (Eicosapentaensäure) und DHS (Docosahexaensäure). Sie wirken auch günstig bei Rheuma und stabilisieren den Herzrhythmus. Dies ist wichtig, da mit steigendem Blutdruck das Herz dazu neigt, unregelmäßig zu schlagen. Diese speziellen Fettsäuren sind in fetten Seefischen und in Meeresalgen und in vielen pflanzlichen Ölen enthalten wie im Leinöl, im Walnuß-, Raps- oder auch im Sojaöl.

Rohkost und Veganer-Kost

Veganer haben einen geringeren systolischen und diastolischen Blutdruck als andere Menschen, obwohl sie ihr Essen auch salzen. Veganer sind strenge Vegetarier, die alle tierischen Produkte ablehnen – also nicht nur Fleisch und Fisch, sondern auch Milchprodukte, Eier und sogar Honig. Es scheint also die vegetarische Kost an sich einen blutdrucksenkenden Effekt zu haben, besonders als Rohkost. Viele Früchte, z. B. Guava, und viele Gemüse wie Karotten, Zwiebeln, Lauch und Knoblauch senken erwiesenermaßen den Blutdruck. Auch wenn diese strikt vegetarische Kost an sich einen blutdrucksenkenden Effekt hat, gilt für Sie als Bluthochdruckpatienten: Viel Rohkost ist empfehlenswert, reine Veganerkost nicht, da sie auch Nachteile hat.

- **Mineralstoffe**
  Einige lebensnotwendige Mineralstoffe wie Kalium, Kalzium und Magnesium haben einen sehr günstigen Einfluß auf den Blutdruck.

- **Kalzium**
  Verschiedene Studien zeigten, daß Bluthochdruckkranke weniger Kalzium aufnehmen als Menschen mit normalem Blutdruck. Da Kalzium einen leicht blutdrucksenkenden Effekt hat, sollten vor allem schlanke Frauen, Schwangere, alte Personen und Menschen, die aus Afrika stammen, auf eine ausreichende Versorgung mit Kalzium achten, denn bei ihnen wirkt Kalzium nachweislich besonders gut. Kalziumreiche Lebensmittel sind: fettarmer Käse, getrocknete Sojabohnen, Grünkohl, fettarmes Naturjoghurt, Fenchel, Brokkoli, Lauch, Orangen, Weizenvollkornbrot und kalziumreiche Mineralwässer mit mehr als 150 mg Kalzium pro Liter.

- **Kalium**
  Die beiden wichtigsten Mineralstoffe für Sie sind Kalium, das früher stärker in der Nahrung enthalten war, und Natrium, der mineralische Bestandteil des Natriumchlorids, das wir besser unter der Bezeichnung Salz kennen. Während man einst 16mal mehr Kalium als Natrium zu sich nahm, übersteigt heute die Natriumzufuhr die des Kaliums um das Dreifache (1:3). Das hat zwei Ursachen: erstens die Kaliumverluste im Kochwasser, zweitens der Zusatz von Kochsalz zu den Lebensmitteln. Die derzeitige Kaliumaufnahme beträgt nur etwa 2 Gramm, sie sollte unbedingt gesteigert werden, auf mindestens 3 Gramm. Wer viel Kalium ißt, wird relativ resistent gegen eine zu hohe Salzaufnahme. Trotzdem gilt: Es ist wesentlich sinnvoller, von vorneherein weniger Salz mit dem Essen aufzunehmen, als eine übermäßige Salzaufnahme später durch viel Kalium ausgleichen zu wollen.

  Kaliumreiche Nahrungsmittel sind Obst, Gemüse und Kartoffeln. Kartoffeln sollten in der Schale gekocht werden, um einen Kaliumverlust zu vermeiden. Kaliumreich sind besonders Aprikosen, Datteln, Rosinen, Pfirsiche, Feigen, Bananen, Pflaumen, Orangen, Obstsäfte, Pilze, Sojabohnen, Tomaten, Kohl und Weizenkeime.

Versalzen Sie sich das Leben nicht!

Einige Naturvölker, die im Zuge einer internationalen Gesundheitserhebung in Neuguinea untersucht wurden, hatten nicht nur einen normalen Blutdruck – bei ihnen stieg der Blutdruck auch mit zunehmendem Lebensalter nicht an. Blutdruckanstieg mit zunehmendem Lebensalter ist also nicht der Normalfall, sondern wird durch eine falsche Lebensweise und Ernährung verursacht. Die untersuchten Menschen in Neuguinea leben dagegen »blutdruckgerecht«: Sie essen wenig oder kein Salz. Dafür nehmen sie viel Kalium zu sich (durch pflanzliche Kost), haben viel körperliche Bewegung, sind lebenslang schlank und trinken kaum Alkohol. Das heißt, sie leben in Einklang mit dem Bauplan unseres Körpers, denn der Stoffwechsel des Menschen hat sich in den vergangenen vier Millionen Jahren unserer Existenz an ein Dasein als Jäger und Sammler angepaßt. Erst vor 13 000 Jahren begann sich durch die Seßhaftigkeit, durch Ackerbau und Viehzucht unsere Lebens- und Ernährungsweise zu verändern. Unser Körper kann sich über lange Zeit an fast alles anpassen. Aber seit dem Beginn der Zivilisation sind 400 Generationen vergangen. Diese Zeit ist aus der Sicht unseres Organismus relativ kurz, und so macht uns das ungewohnte Essen krank.

Das Salz der Erde

Salz und Gewürze waren früher fast so kostbar wie Gold, denn die Salzgewinnung war beschwerlich, der Transport dieses in der Natur nur an wenigen Stellen lagernden Minerals dauerte lange und war teuer. So baute man ein weit verzweigtes Handelsnetz mit Salzstraßen und Salzmärkten schon im Mittelalter, denn Salz wurde zur Konservierung von Lebensmitteln benötigt, wie z. B. Salzfleisch oder Salzheringe. Salz enthält zu 40 % Natrium, das unser Körper nicht selbst herstellen kann, das er aber für das Aufrechterhalten der Körperfunktionen braucht, denn es reguliert den Wasserhaushalt im Körper.

Wir benötigen pro Tag nur etwa 500 mg Natrium oder 1 – 1,5 g Kochsalz (Natriumchlorid). Damit ist der Bedarf vollständig gedeckt. Doch unser Verbrauch schon zehnmal höher!

Unser Instinkt ist immer noch auf die Bedingungen des Salzmangels eingestellt. Als Salz noch knapp war, aßen unsere Vorfahren es gierig, sozusagen auf Vorrat. Unser Stoffwechsel und unsere Instinkte sind an diese Bedingungen der Salzknappheit angepaßt, und so fällt es uns schwer, auf Salz zu verzichten, wenn es vor uns steht.

Die Menschen in Europa verzehren im Durchschnitt etwa 10–15 Gramm reines Salz am Tag – ohne Absicht, denn 80% der Salzmenge sind in allen nicht natürlich belassenen Lebensmitteln »versteckt«. Es wird Lebensmitteln vor allem aus produktionstechnischen Gründen zugesetzt, unter anderem, weil es die Haltbarkeit erhöht und Wasser bindet – 1 Gramm Kochsalz kann 100 Gramm Wasser binden!

Unsere Haupt-Salzquelle ist Brot, dann folgen Wurst, Käse und alle zubereiteten Lebensmittel. Nur etwa 1–2 Gramm Salz setzen wir dem Essen selbst zu und sind uns deshalb kaum bewußt, wieviel Salz wir tatsächlich täglich zu uns nehmen. In natürlichen Lebensmitteln ist schon ausreichend Salz vorhanden. Wir benötigen zusätzliches Salz eigentlich nur bei extrem starkem Schwitzen, bei Durchfall, Erbrechen und Blutverlust. Unter diesen Umständen kann Salz sogar lebensrettend sein.

Wem nützt eine Salzreduktionskost?

Nicht alle Menschen vertragen ein Zuviel an Salz gleich schlecht.

- Besonders schädlich ist Salz für alte Menschen, für Farbige, für Übergewichtige und für Menschen mit Altersdiabetes. Sie können überschüssiges Salz nur mit dem Urin ausscheiden, wenn die Nieren es unter einem erhöhten Druck herauspressen – kurz, sie entwickeln einen Bluthochdruck. Salz im Körper bindet Wasser, das heißt, auch Gesunde haben etwa 1–2 Liter an Salz gebundenes Wasser im Körper. Das zeigt sich an Tränensäcken, geschwollenen Knöcheln und Schweregefühl in den Beinen. Mit dem Salz, das wir über die Nieren ausscheiden, geht auch der Knochenbaustein Kalzium verloren. Die Knochendichte nimmt ab, es kommt zur Osteoporose oder Knochenerweichung. Salz macht die Gefäße spröder, so daß sie platzen können.
- Menschen, die salzreich essen, sterben häufiger an Schlaganfall, und zwar unabhängig vom Blutdruck. Außerdem ist nachgewiesen, daß ein hoher Salzkonsum zu Magenkrebs führen kann.

Auch Patienten mit einer Herzmuskelschwäche, Niereninsuffizienz oder Bauchwassersucht (Aszites) bei Leberkrankheiten sowie Asthmatiker profitieren von einer salzreduzierten Ernährung.

- Salzreduzierung senkt den Blutdruck so wirksam wie die Einnahme von Tabletten. Die volle blutdrucksenkende Wirkung einer salzreduzierten Kost wird erst nach zwei Wochen erreicht.
- Wirksam ist eine salzreduzierte Kost auch bei den sekundären Hypertonien wie bei den meisten Nierenkranken mit Bluthochdruck (siehe Seite 13) sowie in der Schwangerschaft. Bei konsequenter Durchführung der salzreduzierten Kost brauchen viele Hochdruckkranke nur noch die Hälfte oder ein Viertel der Blutdruckmedikamente.

Versteckten Salzen auf der Spur

Wären alle Lebensmittel gekennzeichnet wie in den USA, würde jeder selbst sehen, wieviel Salz er ißt. Der Verbraucher wird hier zulande noch immer völlig im unklaren gelassen, wieviel Kochsalz in Fertiggerichten oder einzelnen Komponenten wie einer praktischen Fertigsoße enthalten ist. Eine genaue Deklaration des Natriumgehaltes ist in Europa nicht vorgeschrieben und wird sogar vom Gesetzgeber erschwert. Zweitens müßten die Hersteller mehr salzreduzierte Produkte anbieten, allen voran die Bäcker, die salzloses Brot backen müßten, wie das in einigen Gegenden Italiens üblich ist. Leider bietet die Industrie bisher fast keine salzreduzierten Lebensmittel an, und sie nützt auch die Möglichkeit der Konservierung durch Kälte nur ungenügend. Den Menschen, die Salz schlecht vertragen, sollten Lebens-mittel ohne Salz angeboten werden, z. B. ungesalzene Backwaren und Tiefkühlgerichte oder ungesalzene Gerichte in Restaurants. Die Diabetiker sind mit nur 2–5 % der Bevölkerung eine Minderheit gegenüber den 40 % Hypertonikern. Sie sind aber gut organisiert und haben es so erreicht, daß überall Diätnahrung angeboten wird. Drittens sollten Bluthochdruckkranke ihr Essen soweit möglich selbst aus frischen Produkten zubereiten.

Richtig wäre es, alle Lebensmittel zu kennzeichnen wie in den USA. Dann sieht jeder selbst, wieviel Salz er ißt.

Generell sollten alle Bluthochdruckkranken ihr Essen soweit möglich selber aus frischen Produkten zubereiten. Nur so haben Sie die Kontrolle über den Salzgehalt.

Messung der Kochsalzausscheidung

Nach unseren ernsten Ausführungen über die Schädlichkeit von Salz für unseren Körper wollen Sie nun wahrscheinlich wissen, wie es um Ihren persönlichen »Salzgehalt« bestellt ist. Kaum jemand glaubt, daß er tatsächlich 10 – 15 g Salz pro Tag ißt, da man das meiste Salz in versteckter Form zu sich nimmt. Mit dem neuen in Japan entwickelten Teststreifen kann jetzt jeder messen, wieviel Salz er ißt.

Was brauchen Sie?

Für die Messung brauchen Sie natürlich zunächst den im Buch eingeklebten Teststreifen. Nachschub erhalten Sie bei der Medoasis AG (siehe Seite 126). Dann sollten Sie einen sauberen Sammelbehälter (am besten mit einer Meßskala) und ein Papiertaschentuch zur Hand haben. Die Messung ist weiterhin so konzipiert, daß man nur den Nacht- oder Morgenurin dazu benötigt (nach ca. 8 Stunden Bettruhe). Wenn Sie bereits in der Nacht zur Toilette mußten, gehört auch dies zum Nachturin und muß ebenfalls gesammelt werden. Am Abend vor der Messung sollte man »normal« essen und trinken, d. h. keine besonders salzreichen Speisen oder Snacks essen oder besonders viel oder wenig trinken. Nach dem Aha-Erlebnis hat jeder die Möglichkeit, den Salzgehalt seiner Ernährung regelmäßig selbst zu kontrollieren und ihn dem jeweiligen Ergebnis anzupassen.

Sammeln: *Nacht- oder Morgenurin = alle Urine während der Nacht + der erste Urin nach dem Aufstehen.*

So geht es am besten:

1. Der frische Morgenurin wird in den Sammelbehälter oder Meßbecher gefüllt und die Menge gemessen.
2. Tauchen Sie den Teststreifen kurz (1 Sekunde) in den Urin hinein.
3. Ziehen Sie ihn heraus und warten Sie 2 Sekunden.
4. Dann drücken Sie den Teststreifen mit den Testfeldern nach unten 5 Sekunden leicht auf das Papiertaschentuch, um die überschüssige Flüssigkeit zu entfernen. Die austretende Farbe spielt keine Rolle.
5. Legen Sie den Teststreifen dann mit den Testfeldern nach oben auf das Papiertaschentuch. Nach 60 Sekunden lesen Sie das Ergebnis ab. Falls das Ergebnis undeutlich sein sollte, weitere 1 – 2 Minuten abwarten.

Wieviel Salz ist im Urin?

Beim Ablesen des Ergebnisses sind nur die Testfelder von Bedeutung, die vollständig gelb verfärbt sind (es darf keine rötliche Farbe mehr sichtbar sein!). Das vollständig gelb verfärbte Testfeld mit der höchsten Zahl sagt Ihnen, wieviel Gramm Kochsalz in Ihrem Urin pro Liter enthalten ist.

Beispiel Vor dem Gebrauch: rötlicher Farbrest	Nach dem Gebrauch: gelb verfärbtes Testfeld
< 2 g	4 g 6 g 8 g 10 g 12 g 14 g maximaler Kochsalzgehalt pro Liter

So berechnen Sie das Ergebnis

Die Menge des Morgenurins ist 300 ml, der Teststreifen zeigt 6 Gramm Salz an. Man rechnet 300 x 6 : 1000 = 1,8 g
1,8 g Salz sind im Morgenurin enthalten.

Was bedeutet mein Ergebnis?

- **1 Gramm Salz** oder weniger: Sie haben in den letzten 24 Stunden 7 Gramm Salz oder weniger aufgenommen. Damit liegen Sie in dem Bereich, den medizinische Organisationen für jedermann empfehlen.

- **2 Gramm Salz** oder weniger: Sie haben in den letzten 24 Stunden 10 Gramm Salz oder etwas weniger aufgenommen. Ihr Kochsalzverzehr ist erhöht und langfristig ungesund. Versuchen Sie die Stufe 1 zu erreichen. Senken Sie Ihre Salzaufnahme auf unter 6 Gramm pro Tag. Dies können Sie wahrscheinlich schon ohne größere Einschränkungen schaffen. Nutzen Sie dazu unsere Rezepte.

- **3 Gramm Salz** oder mehr: Ihr Kochsalzverzehr ist sehr hoch. Das Risiko für Bluthochdruck, Schlaganfall, Osteoporose etc. ist erhöht. Versuchen Sie, Ihren Kochsalzkonsum zu verringern.

Wenn Sie ein ganz genaues Ergebnis wünschen, müssen Sie den Urin über 24 Stunden sammeln und das Ergebnis auf die Urinmenge umrechnen. Eine genaue Anleitung liegt jeder neuen Packung bei.

So verbessern Sie das Ergebnis

1. Die Packung soll nur unmittelbar vor dem Gebrauch aufgerissen werden.
2. Der Teststreifen kann nur einmal benutzt werden.
3. Die Testfelder dürfen nicht mit den bloßen Händen berührt werden.
4. Halten Sie den Teststreifen von kleinen Kindern fern.
5. Die Zeiten genau einhalten!

Weniger Salz – mehr Geschmack

Da unsere Nahrung ohnehin viel zuviel Salz enthält, hätten wir eine einfache, billige und wirksame Möglichkeit, um unseren Blutdruck zu senken, indem wir den Salzgehalt im Essen senken – sprich, weniger salzen. Doch der Verzicht auf die gewohnte Salzmenge fällt erstaunlich schwer, denn unsere Geschmacksnerven sind heute abgestumpft.

Sie haben sich an eine überwürzte, aromatisierte und kochsalzreiche Kost gewöhnt. Weniger Salz zu essen ist anfangs ungewohnt. Für die Geschmacksrichtung »salzig« hat jeder eine individuelle Schwelle, die von den üblichen Salzgewohnheiten bestimmt wird. Der echte Feinschmecker ißt weniger Salz, um mehr Geschmacksnoten zu erkennen. Wie beim Wein, bei dem Kenner Noten wie harzig, nach Lakritz schmeckend, Fruchttöne, mediterrane Kräuternoten oder pfeffrig erkennen, wird in der gehobenen Gastronomie immer wieder auf die Naturbelassenheit und den Eigengeschmack der Speisen hingewiesen, den man sich im wahrsten Sinn der Worte nicht versalzen lassen sollte.

Wenn der Salzgehalt im Essen schrittweise über Wochen gesenkt wird, kommt es uns mit der ursprünglichen Menge »versalzen« vor, d. h. wir haben uns an ein niedrigeres Salzniveau gewöhnt, ohne auf den Genuß verzichtet zu haben.

Weniger Salz durch bessere Auswahl

Haben Sie sich schon einmal beobachtet, in welcher Situation, bei welcher Gelegenheit Sie Heißhunger bekommen? Bei sehr vielen Menschen ist der Nachmittag die Zeit, in der der große Hunger kommt; weil man dann keine Pause mehr machen kann, muß man von irgendwo anders Kraft beziehen. Oft ist es auch so, daß der Nachmittag die Phase der größten Hektik ist, weil der Tag zu Ende geht; und einem die Zeit davonläuft. Dies sind klassische Momente, in denen man sich nach irgendetwas zu essen umsieht. Meist sind dann ausgerechnet die Lebensmittel einfach und nicht allzu teuer zu beschaffen, die besonders schädlich für den Organismus sind. Schokoladenriegel, Chips, Pralinen, Kekse, Waffeln oder ein anderes Gebäck und dazu eine Cola oder ein gut gezuckerter Cappuccino heben den Blutzucker und den Blutdruck in kürzester Zeit. Man fühlt sich dann richtig »aufgepowert«, aber schon nach einer halben Stunde wird man müde. Ein zweiter Schub Süßigkeiten oder kleiner Happen, ein dritter ...

Salzmengen im Haushalt
1 Prise Salz = 40 mg Natrium
1 Msp. Salz = 1,250 g Natrium
1 Teelöffel Salz = 6 – 10 g Natrium
1 gestr. Eßlöffel Salz = 15 g Natrium

Was also ist zu tun, um es besser zu machen? Die nebenstehende Tabelle stellt Ihnen gesunde Alternativen vor, mit denen Sie garantiert Salz sparen und trotzdem Energie gewinnen. Studieren Sie die Liste doch einmal eingehend und suchen Sie unter den gesunden Pausensnacks bewußt nach solchen, die Ihnen schmecken könnten.

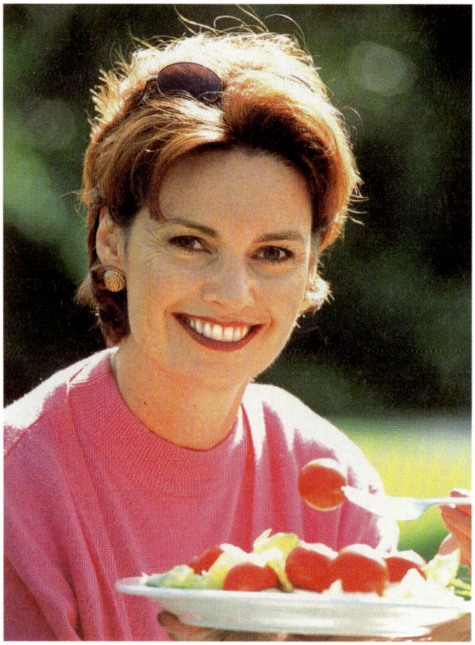

Wissen Sie, zu welcher Tageszeit Sie sich besonders salzreich ernähren? Viele Menschen greifen vor allem am Nachmittag und am Abend nach dem Abendessen zu salzreichen Snacks und Fertigprodukten. Wer hier von seinen Gewohnheiten läßt und bewußt auf salzarme Alternativen ausweicht, hat schon einen großen Schritt zur langfristigen Verbesserung seiner Gesundheit getan.

Ungünstige Auswahl	Günstige Auswahl
Süßes Gebäck, Kuchen vom Bäcker	Selbst hergestelltes Gebäck oder Kuchen aus Quark-/Öl-Teig und aus Hefeteig
Fertigpizza, Quîches	Selbst gebackenes Vollkornbrot mit Banane und Honig belegt, Magerquark oder Joghurt (1,5 % Fett) mit frischen Früchten und/oder kalorienreduzierter Marmelade, Müsli
Hamburger, Bratwurst, Fleischkäsebrötchen, Pommes frites	Obstteller, Nudel, Reis, Getreide oder Kartoffelsalate, Eintöpfe mit natriumreduziertemBrot oder Brötchen, kurz gebratenes Frischfleisch, gedünsteter Fisch, Gemüsegerichte, Getreidebratlinge
Leberwurst, Schinken- oder Speckbrot, Laugengebäcke	Frischkäsebrot oder natriumarme Brote mit selbst hergestellten vegetarischen Brotaufstrichen, Fischsalate, Rohkost
Knabbergebäcke, gesalzene Nüsse, Schokolade	Selbst zubereitete Fladenbrote, Joghurt (1,5 % Fett), Fruchtshakes, Buttermilch, Obst, Rohkostteller
Cola, Limonaden, Gemüsesäfte	Mineralwässer mit weniger als 20 mg Na / l und verdünnte Fruchtsäfte

Auf die Auswahl kommt es an

Generell zu empfehlen sind:	Nicht zu empfehlen sind:
1. Frische Lebensmittel	1. Fertiggerichte
2. Selbst hergestelltes ungesalzenes oder salzreduziertes Vollkornbrot und -brötchen	2. Laugengebäcke, Knabberzeug wie Chips, gesalzene Erdnüsse, Flips usw.
3. Selbst hergestellte ungesalzene vegetarische Brotaufstriche	3. Stark gesalzene und geräucherte Wurstsorten
4. Magere Sorten Frischfleisch	4. Gepökelte Lebensmittel
5. Alle Arten Frischfisch (Lachs, Hering und Makrele)	5. Eingelegte oder konservierte Fischwaren
6. Milch und Milchprodukte (Joghurt, Buttermilch, Kefir) mit 1,5 % Fett oder fettärmer	6. Stark gesalzene Käsesorten: Schafkäse, Schmelzkäse, Blauschimmelkäse oder Harzer
7. Alle Küchenkräuter und frische Gewürze	7. Fertige Gewürzmischungen, Würz- und Kräutersalze
8. Alle Sorten Obst und ungesalzenen Säfte	8. Gemüse und Obst in Dosen und Gläsern
9. Alle Sorten Frischgemüse, Hülsenfrüchte und Pilze	9. Eingelegte Lebensmittel: wie Kapern, Oliven, Gurken
10. Zucker, Honig und Marmelade	10. Gesalzene Butter
11. Vollkornprodukte (Getreideflocken, Müsli, Grützen)	11. Cornflakes und verwandte Frühstücksflocken
12. Alkohol in Maßen	12. Alkohol in größeren Mengen
13. maximal 3–4 Eier pro Woche (inklusive versteckter Eier in Aufläufen, Kuchen etc.	13. Mineralwässer mit mehr als 100 mg Natrium pro Liter, Gemüsesäfte (Karotten, Rote Bete und Tomatensaft)

Über unsere Diät

Salzreduzierte Kost schmeckt lecker, sie kann würzig und sogar scharf sein. Denn es dürfen alle Kräuter und ungemischten Gewürze verwendet werden. Wir haben die Rezepte, die Sie von Seite 42 bis 113 finden, so ausgewählt, daß Sie dabei nicht nur abnehmen, sondern auch den Salzverbrauch senken. Um Ihnen den Umgang mit den Natrium- und Kochsalzangaben ganz einfach zu machen, haben wir zunächst nur solche Rezepte ausgesucht, die Sie fast bedenkenlos kochen und genießen können. Unsere Grundzutaten sind relativ natriumarm. Sie können den natürlichen Natriumgehalt jeweils in der Rezeptanalyse nachlesen. Damit Ihnen die Auswahl noch leichter wird, wurde aus dem Natriumgehalt der Kochsalzgehalt ermittelt. Für diesen Salzwert haben wir für Sie einen optischen Leitfaden entwickelt, und so stehen bei jedem Rezept ein, zwei oder drei »Salzfäßchen«, die den Kochsalzgehalt in mg symbolisieren.

Als Faustregel gilt:
Bei nur 6 Gramm Salz weniger pro Tag sinkt der systolische Blutdruck bereits um 5 mm Hg bei jüngeren Menschen und um 10 mm Hg bei älteren Menschen.

- Ein Fäßchen enthält maximal 100 mg Kochsalz.
- Zwei Fäßchen enthalten maximal 200 mg Kochsalz.
- Drei Fäßchen zeigen, daß in diesem Rezept über 200 mg Kochsalz enthalten sind.
- Damit salzreduzierte Kost gut schmeckt, braucht man mehr Gewürze – bis zur vierfachen Menge. Schaffen Sie sich deshalb einen etwa doppelt so großen Vorrat wie gewohnt in Gläsern an oder lagern Sie Kräuter in der Tiefkühltruhe. Finden Sie heraus, wo in Ihrer Umgebung frische Kräuter angeboten werden. Die Seiten 114 bis 122 sind speziell dem Thema »Gesundes Würzen und Geschmack« gewidmet.
- Verzichten Sie dann zunächst auf das Zusalzen bei Tisch. Wenn Sie sich daran gewöhnt haben, reduzieren Sie den Verbrauch an Fertiggerichten und salzen Sie schon direkt beim Kochen weniger.

Wichtig:
Diese Kochsalzangaben der Rezepte beziehen sich immer nur auf eine Portion!

Die 3 Stufen der salzreduzierten Kost

Die Deutsche Liga zur Bekämpfung des Bluthochdrucks empfiehlt, die tägliche Salzaufnahme auf eine der folgenden 3 Stufen zu senken:

Stufe 1: mäßig natriumarm

Wir nehmen auf der 1. Stufe maximal 2400 mg Natrium pro Tag zu uns, das sind täglich 6 Gramm Kochsalz. Bereits diese mäßige Salzreduktion senkt den Blutdruck deutlich. Diese Stufe wird von der Dt. Gesellschaft für Ernährung auch für Gesunde empfohlen. Stufe 3 ist heute Standard, da sie sich ohne Schwierigkeiten auf Dauer durchführen läßt. Wenn wir unsere Lebensmittel nicht zusätzlich salzen und die besonders salzreichen Produkte meiden, können wir unseren Salzkonsum auf 6 Gramm senken.

Falls Sie auf Stufe 1 essen, dürfen Sie 6096 mg Kochsalz pro Tag verbrauchen. Sie können unsere Rezepte mit drei Salzfäßchen wählen und dürfen noch zusalzen.

Stufe 2: natriumarm

Stufe 2 hat sich bei der Einstellung des Bluthochdrucks in der Klinik bewährt. Wer sich an Stufe 1 gewöhnt hat und noch weniger Salz essen will, kann auf Stufe 2 gehen. Dabei essen wir 1200 mg Natrium pro Tag, das entspricht 3 g Kochsalz. Brot muß selbst hergestellt werden (siehe Rezepte). Kleine Mengen an Käse oder Sülze können gelegentlich verzehrt werden.

Falls Sie auf Stufe 2 essen, dürfen Sie pro Tag 3048 mg Kochsalz pro Tag verbrauchen. Achten Sie bei den Rezepten mit drei Salzfässern auf die Angaben, und salzen Sie nur wenig.

Stufe 3: streng natriumarm

Diese Stufe entspricht dem natürlichen Salzgehalt der Lebensmittel. Wir essen auf der 3. Stufe nur 400 – 600 mg Natrium pro Tag, das sind 1 – 1,5 g Kochsalz. Deshalb ist ein Zusalzen bei unseren Rezepten ist nicht möglich. Stufe 3 bedeutet: ausschließlich naturbelassene, möglichst frische Lebensmittel, fast alles selber kochen, selbst gebackene Brote, selbst hergestellte Brotaufstriche, keine Wurst, kein Käse und nur natriumarmes Mineralwasser.

Unsere Rezepte sind auf Stufe 3 ausgerichtet. Sie dürfen dabei pro Tag nur vier bis sechs »volle« Salzfässer verbrauchen. Ein Zusalzen ist dann nicht mehr möglich.

Entlastungstage

Die Neigung zu Freßgelagen ist den Menschen angeboren. Problematisch sind Einladungen, Festtage, Geburtstage sowie die Ernährung auf Reisen. Hier ist es besonders schwer, wenig Salz oder kalorien- und fettbewußt zu essen. Oft zeigt die Waage am folgenden Tag 1bis 2 Kilo mehr an.

Die beste Hilfe, um die dazu gewonnenen Kilos und das Salz wieder los zu werden, ist ein Entlastungstag wie ein Obsttag oder ein Kartoffeltag, den wir hier beschreiben.

Der Kartoffeltag

Optimal wäre es, den Kartoffeltag einmal pro Woche durchführen zu können, denn er baut viele Pfunde ab!!

1. Frühstück	*1–2 Tassen Kräutertee, 2 Scheiben Knäckebrot, 1 Apfel*
2. Frühstück	*150 g ohne Salz gekochte Kartoffeln, püriert oder grob zerdrückt, ⅛ l Gemüseessenz, 1–2 Teelöffel Schnittlauch*
Mittagessen	*150 g Kartoffeln und 150 g Karotten in ⅛–¼ l Wasser garen und mit einer Prise Muskat oder Zimt würzen (oder 150 g Magerquark anstelle der Karotten)*
Nachmittag	*1 Apfel oder 1 Birne*
Abendessen	*150 g Kartoffeln und 150 g Apfel in ⅛–¼ l Wasser garen und mit einer Prise Muskat oder Zimt würzen*
Spätmahlzeit	*1 Orange oder 2 Kiwifrüchte oder 150 g Erdbeeren*

Die Reisdiät nach Dr. Kempner

Bis 1944 glaubte man, daß eine Ernährungstherapie zwar bei Nierenerkrankungen hilfreich sei, aber wertlos bei Bluthochdruck. Als dann Dr. Walter Kempner 1948 die Reisdiät entwickelte, gab es noch keine wirksamen blutdrucksenkenden Medikamente. Mit Mahlzeiten aus Reis, Obst und Gemüse hat er überraschende Erfolge erzielt.

Bluthochdruck, Übergewicht, Herz-Kreislauf-Erkrankungen, Herzmuskelschwäche, Durchblutungsstörungen, Fettstoffwechselstörungen, Allergien und viele andere Erkrankungen besserten sich dramatisch. Bei vielen Kranken normalisierte sich der Blutdruck, die krankhafte Herzgröße nahm ab und teilweise bildeten sich fortgeschrittene Veränderungen am Augenhintergrund und im EKG zurück. Die Erfolge wurden wissenschaftlich nachgeprüft und bestätigt. Einen Versuch mit einer salzreduzierten Kost sollten alle Blutdruckkranken einmal wagen. In den meisten Fällen hat dies Erfolg und überzeugt Sie auch in Zukunft, weniger Salz zu essen. Wenn Sie sofort Erfolg haben und richtig ausschwemmen wollen und bereit sind, einmal richtig umzustellen, können Sie als Entlastungstage die Reisdiät nach Dr. Kempner durchführen. Der Vorteil ist, daß Sie einen vollen Magen haben und die Diät sehr bekömmlich ist. Die Zubereitung ist einfach. Die recht strenge Reisdiät ist stark entwässernd und soll den Körper und die Zunge von Salz entlasten.

Das sollten Sie im Haus haben

- 250–350 g Vollkornreis: Der Reis wird ohne Salz, Milch oder Fett in Leitungswasser oder Fruchtsaft für den ganzen Tag im voraus gekocht.
- Erlaubt sind dazu alle Früchte, jedoch nur 1 Banane pro Tag.
- Zucker, am besten Rohrzucker, darf zusätzlich verwendet werden.
- Gesüßt werden kann auch mit Trockenobst wie Rosinen oder Feigen.

Kombinieren Sie dazu ungesalzene, frische Gemüsesorten. Gewürzt wird mit Zwiebeln, Knoblauch und Kräutern. Getrunken wird 0,7 – 1,0 Liter Fruchtsaft pro Tag. Falls Wasseransammlungen im Körper vorhanden sind, sollte in der Ausschwemmphase auf zusätzliches Wasser verzichtet werden. Nach der Anfangsphase sind ungesalzene Gemüsesäfte, Tees und Kaffee erlaubt.

Wichtig:

Nicht erlaubt sind Nüsse, Datteln, Avocados, Obst aus Dosen oder Gemüsesäfte – und natürlich kein Salz und keine Würzmittel mit Salz wie Maggi, Fondor, Sojasauce.

Tagesplan der Reisdiät nach Dr. Kempner

1. Frühstück	*100 ml Orangensaft, 70 g Naturreis (Trockengewicht) mit 1 Apfel, 50 ml Apfelsaft und 1 Eßlöffel Rohrzucker*
2. Frühstück	*1 Grapefruit mit 1 Teelöffel Rohrzucker*
Mittagessen	*100 ml Traubensaft, 90 g Naturreis (Trockengewicht) mit 90 ml Orangensaft, ½ Banane und 1 Eßlöffel Roh- Rohrzucker*
Zwischenmahlzeit	*1 mittelgroße Birne*
Abendessen	*70 g Naturreis (Trockengewicht) mit 70 ml Himbeersaft, 100 g Heidelbeeren und 1 Eßlöffel Rohrzucker*
Spätmahlzeit	*30 g Naturreis (Trockengewicht) mit 30 ml Kirschsaft, 100 g Kirschen und 1 Eßlöffel Rohrzucker*

Pro Tagesportion:
ca. 1800 kcal., 9 g Fett, 0 mg Cholesterin, 44 mg Natrium

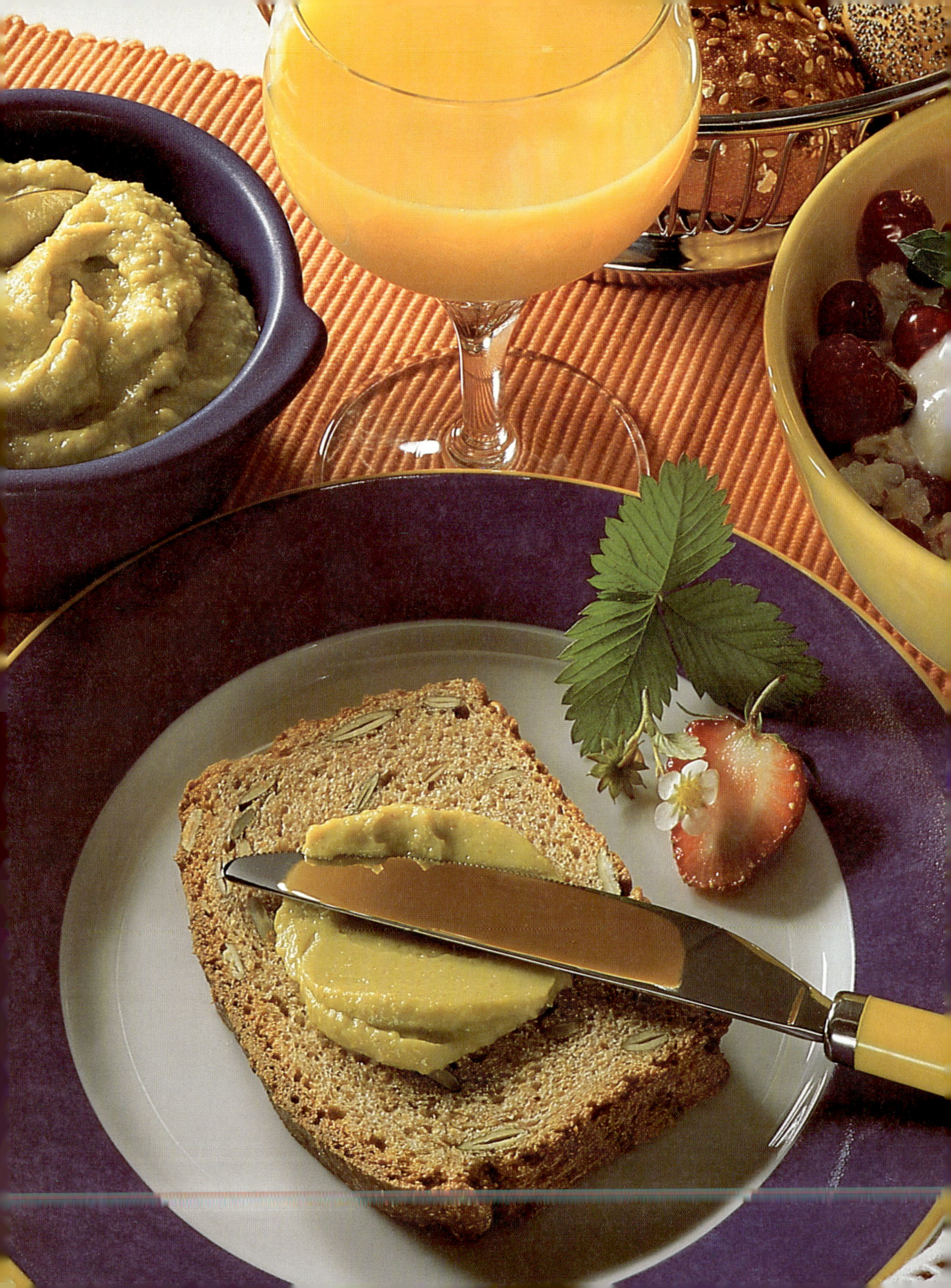

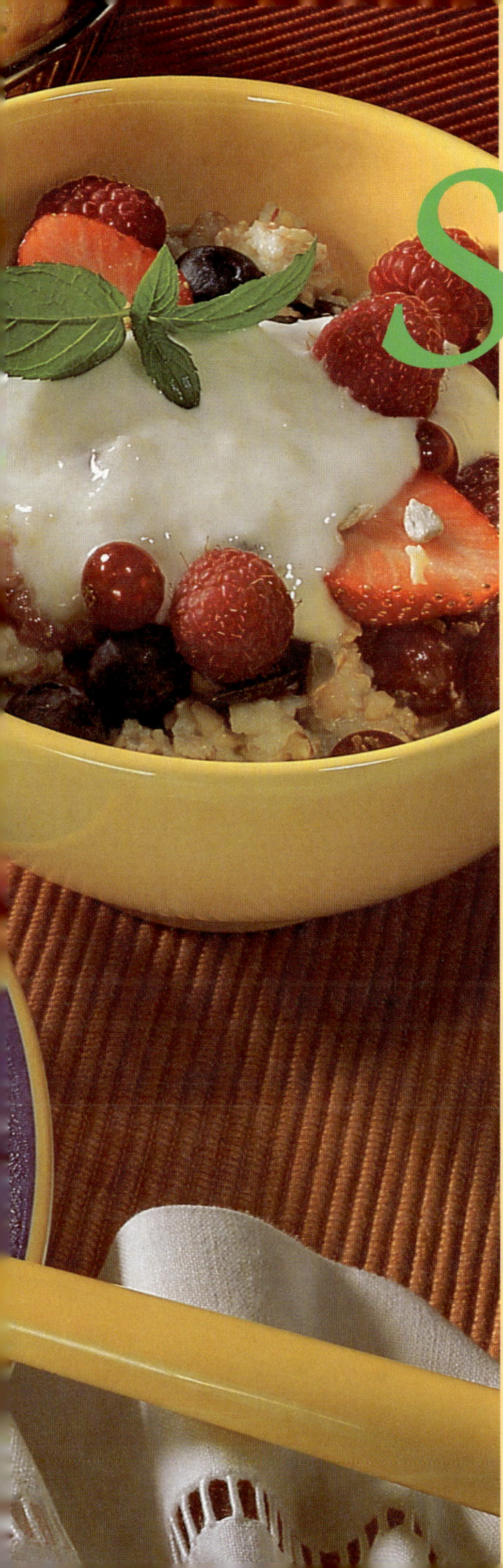

So fängt der Tag gut an

Ein leichtes Frühstück – nährstoffreich und gleichzeitig salzarm – ist für Sie der optimale Start in den Tag. Ein großes, ausgedehntes Frühstück ist meist fettreich, belastet den Kreislauf und läßt den Blutdruck schon in aller Früh aus der Balance geraten. Wir zeigen Ihnen mit unseren Rezepten, wie Sie abwechslungsreich und schmackhaft frühstücken können und dabei das Angebot jeder Jahreszeit ausschöpfen. Mit frischen, selbst gemachten Broten und Brötchen, mit knusprigen und fruchtigen Müslis und mit den leckersten Brotaufstrichen sparen Sie Kalorien und Salz. Außerdem versorgen Sie sich selbst schon in der Früh mit der ganzen Kraft gesunder Lebensmittel.

1 Portion

46 mg

2 getrocknete Zwetschgen
1 Apfel
etwas Zitronensaft
je 1 EL Weizen, Roggen und Leinsamen
je 1 EL süße Sahne und Milch (1,5 % Fett)
1 TL gehackte Cashewnüsse

Tip

Schon zum Frühstück können Sie bis zu 2 g Salz pro Tag einsparen. Essen Sie öfter ein Müsli anstatt eines Wurst- oder Käsebrotes.

Winterliches Sprossenmüsli

1 Zwetschgen in kleine Stücke schneiden und knapp mit Wasser bedeckt mindestens ½ Stunde einweichen. Apfel waschen, vierteln, vom Kerngehäuse befreien und grob raspeln.

2 Mit Zitronensaft beträufeln und mit den gequollenen Zwetschgenstückchen und den Weizen-, Roggen- und Leinsamensprossen mischen.

3 Süße Sahne und Milch unterziehen, mit Cashewnüssen bestreuen.

Eine Portion enthält:
189 Kilokalorien; 7 g Fett; 5,4 g Ballaststoffe; 14 mg Cholesterin; 43 mg Harnsäure; 18 mg Natrium; 500 mg Kalium; 33 mg Magnesium

1 Portion

51 mg

je 1 EL Hafer und Weizenvollkornflocken
je ⅛ TL gehobelte Mandeln, gehackte Pistazien, gerösteter Sesam
10 Weintrauben
¼ Apfel
½ Orange
Für die Sauce: 1 EL Kefir, 1 EL Milch (1,5 % Fett)
etwas Honig

Nuß-Trauben-Müsli mit Kefirsauce

1 Hafer- und Weizenvollkorn-Flocken mit Mandeln, Pistazien und Sesam mischen. Weintrauben halbieren und ggf. entkernen. Apfel und Orange schälen, entkernen, in Stücke schneiden und zum Müsli geben. Für die Sauce Kefir mit Milch verrühren und mit Honig abschmecken.

Eine Portion enthält:
207 Kilokalorien; 5 g Fett; 4,3 g Ballaststoffe; 3 mg Cholesterin; 45 mg Harnsäure; 20 mg Natrium; 386 mg Kalium; 58 mg Magnesium

Powermüsli

2 Portionen

132 mg

- 4 EL Vollkornhaferflocken
- 2 TL Leinsamen
- 1 Birne
- ½ Orange (oder große Mandarine)
- 1 EL Zitronensaft (10 ml)
- 20 g geriebene Haselnüsse
- 150 g Joghurt (1,5 % Fett)
- etwas Honig

1 Vollkornhaferflocken mit Leinsamen mischen.

2 Birne schälen, vom Kerngehäuse befreien und grob raspeln. Orange bzw. Mandarine schälen und in kleine Stücke schneiden.

3 Alles mit Haselnüssen und Joghurt mischen und mit Zitronensaft und Honig abschmecken.

Eine Portion enthält:
213 Kilokalorien; 7 g Fett; 5,2 g Ballaststoffe; 4 mg Cholesterin, 40 mg Harnsäure; 41 mg Natrium; 357 mg Kalium; 70 mg Magnesium

Erntedank-Müsli

1 Portion

38 mg

- 3 Trockenpflaumen
- 3 Trockenaprikosen
- etwas Orangensaft
- ½ Banane
- ¼ Apfel
- je 2 EL Hafer- und Hirseflocken
- 1 TL Leinsamenschrot
- 1 TL Mohn
- 3 Walnüsse
- 1 EL Dickmilch (1,5 % Fett)
- etwas Zitronensaft

1 Trockenobst vierteln und über Nacht in etwas Orangensaft einweichen.

2 Banane schälen und in kleine Stücke schneiden, Apfel schälen, entkernen und reiben. Trockenobst und frisches Obst mit Hafer- und Hirseflocken, Leinsamenschrot, Mohn, Walnüssen und Dickmilch verrühren. Mit Zitronensaft abschmecken.

Eine Portion enthält:
381 Kilokalorien; 12 g Fett; 9,8 g Ballaststoffe; 1 g Cholesterin; 104 mg Harnsäure; 15 mg Natrium; 921 mg Kalium; 143 mg Magnesium

1 Portion

132 mg

Milch zum Einweichen

½ Becher Joghurt (1,5 % Fett), (ersatzweise Dickmilch oder Quark)

1 EL süße Sahne

½ Banane

½ Apfel oder Birne

1 Handvoll Beerenobst (je nach Saison)

1 TL gehackte Nüsse bzw. Ölsaaten (Leinsamen, Sesam, Sonnenblumenkerne oder Kürbiskerne)

Sommerbeeren-Müslitraum mit Bananensauce

1 Getreide über Nacht in Milch einweichen.

2 Joghurt mit Sahne glattrühren und die geschälte, zerdrückte Banane unterziehen.

3 Apfel oder Birne schälen, das Kerngehäuse entfernen und grob reiben. Beeren waschen und trockentupfen.

4 Das Obst ebenso wie die Nüsse bzw. Ölsaaten zum Getreide geben und gut vermischen.

5 Die Müsli-Beerenmischung mit der Bananensauce übergießen.

Eine Portion enthält:
401 Kilokalorien; 12 g Fett; 9 g Ballaststoffe; 18 mg Cholesterin; 82 mg Harnsäure; 52 mg Natrium; 768 mg Kalium; 108 mg Magnesium

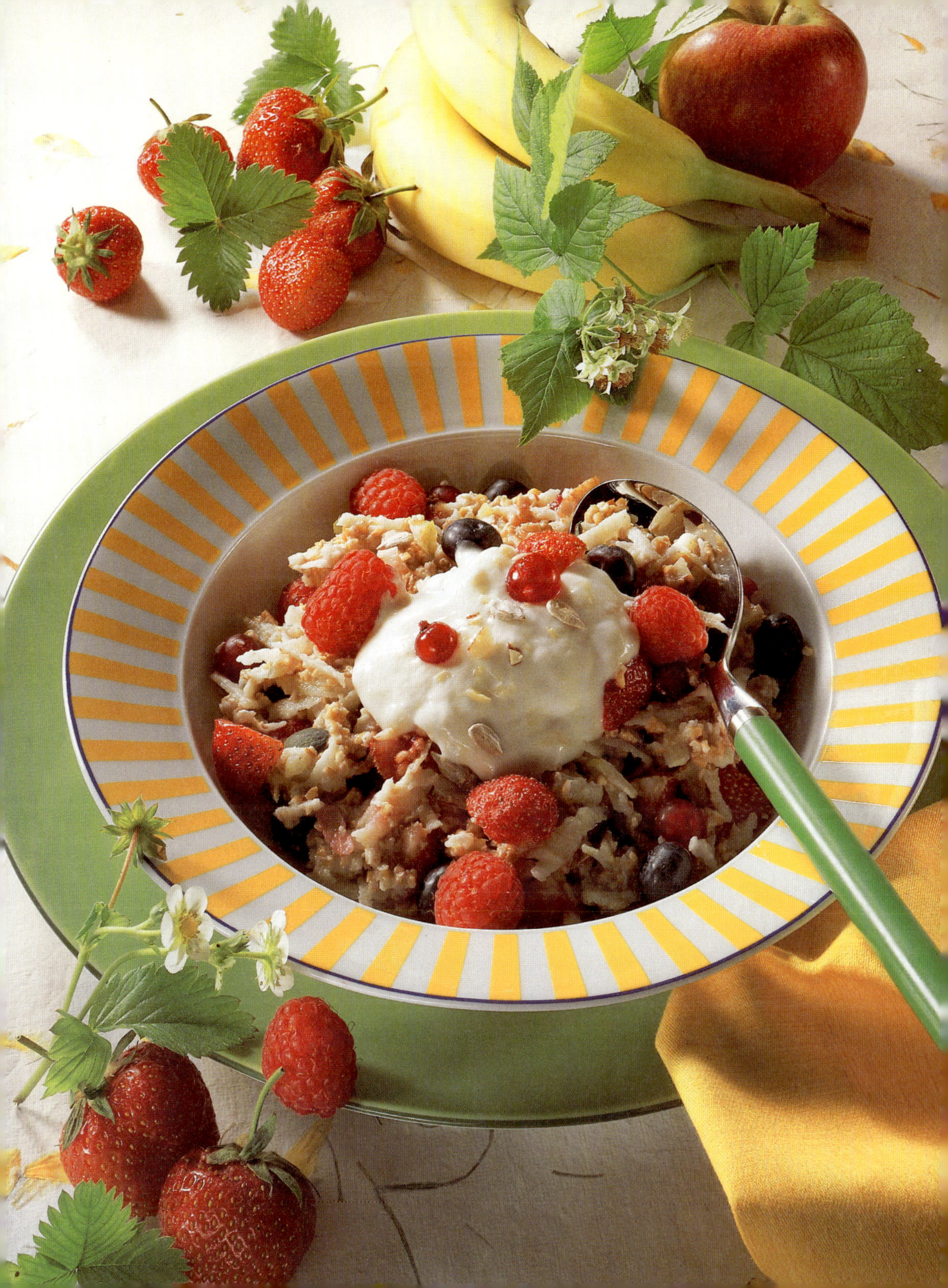

25 Portionen

25 mg

4 EL Sonnenblumenöl
1 TL Zucker
1 Ei
500 g Dinkelvollkornmehl
¼ Würfel Hefe
¼ l lauwarme Milch
1 Zwiebel
je 1 Bund Schnittlauch, Petersilie, Knoblauchsrauke und Giersch
etwas Kümmel
1 EL Kondensmilch

Tip

Brot und Brötchen, die ohne oder mit wenig Salz gebacken wurden, schmecken ganz frisch aus dem Ofen oder getoastet am besten.

Frühlingskräuterbrot

1 Sonnenblumenöl, Zucker, Ei und Dinkelvollkornmehl in eine Schüssel geben. Hefe gleichmäßig darauf bröseln und die lauwarme Milch darübergießen.

2 Mit dem Mixer zunächst auf niedrigster, dann auf höchster Schaltstufe kneten, bis sich der Teig vom Schüsselrand löst.

3 Zwiebel schälen und in kleine Würfel schneiden, Kräuter abbrausen, trockenschütteln und fein hacken. Zusammen mit dem Kümmel unter den Teig kneten.

4 Den Teig an einem warmen Ort gehen lassen, bis er sich sichtbar vergrößert hat, kurz durchkneten und in eine gefettete Kastenform (30 cm Länge) füllen.

5 Nochmals gehen lassen, dann im Backofen bei 175–200 °C ca. 40 Minuten backen. 10 Minuten vor Ende der Backzeit mit Kondensmilch bestreichen.

Eine Portion enthält:
87 Kilokalorien; 3 g Fett; 2,1 g Ballaststoffe; 9 mg Cholesterin; 22 mg Harnsäure; 10 mg Natrium; 102 mg Kalium; 28 mg Magnesium

Sonnenblumen-Vollkornbrötchen

1 Hefe mit Zucker, je einem Eßlöffel Wasser und Mehlmischung anrühren und kurz gehen lassen.

2 Sonnenblumenkerne, Leinsamen und Kümmel bzw. Koriander mit der angerührten Hefe und dem übrigen Mehl mischen.

3 Soviel lauwarmes Wasser zugeben, bis ein weicher, geschmeidiger Teig entsteht. 30 Minuten gehen lassen.

4 Aus dem Teig Brötchen formen, diese auf ein mit Backpapier ausgelegtes Backblech setzen und ein weiteres Mal kurz gehen lassen.

5 Im vorgeheizten Backofen bei 180 °C 30 Minuten backen.

1 Portion enthält:

64 Kilokalorien; 1 g Fett; 4,5 g Ballaststoffe; 0 mg Cholesterin; 42 mg Harnsäure; 1 mg Natrium; 150 mg Kalium; 70 mg Magnesium

4 – 6 Portionen

2,5 mg

25 g Hefe (ca. ½ Würfel)

1 Prise Zucker

150 ml lauwarmes Wasser

je 100 g Weizenvollkornmehl und Dinkelvollkornmehl

1 TL Sonnenblumenkerne

1 TL Leinsamen

etwas Kümmel oder Koriander

20 Portionen

5 mg

Sesamknusperbrot mit Mohn

Für ein Backblech:
125 g Vollkornhaferflocken, mittelfein
125 g Weizenvollkornschrot
400 ml Wasser
je 3 EL Sesam- und Mohnsamen
etwas kaltgepreßtes Olivenöl (ersatzweise Rapsöl)

Tip

Salzreduziertes Brot kann man bisher nicht beim Bäcker kaufen. Backen Sie deshalb Ihr Brot selbst, auf schnelle Art und Weise mit einem modernen Brotbackautomaten (5 Minuten Zeitaufwand).

1 Vollkornhaferflocken mit Weizenvollkornschrot mischen. Nach und nach soviel Wasser hineinrühren, daß ein dicklicher Brei entsteht. Eine Stunde quellen lassen.

2 Sesam und Mohn unter den Teig mengen. Ein Backblech mit Olivenöl bepinseln und die Masse dünn darauf streichen.

3 Das Blech auf der mittleren Einschubleiste in den Ofen schieben und den Teig bei 175 °C in etwa 60 Minuten knusprig-braun backen.

4 Nach 15 Minuten die Teigplatte mit einem scharfen Messer einschneiden, so daß Streifen oder Dreiecke entstehen. Das Messer dabei nicht ziehen, sondern in den Teig drücken, damit die Kanten scharf werden.

5 Das Brot etwas abkühlen lassen und an den Kerben auseinanderbrechen. Wenn es völlig ausgekühlt ist, in Dosen verpacken.

Eine Portion enthält:
63 Kilokalorien; 2 g Fett; 1,5 g Ballaststoffe; 0 mg Cholesterin; 16 mg Harnsäure; 2 mg Natrium; 63 mg Kalium; 27 mg Magnesium

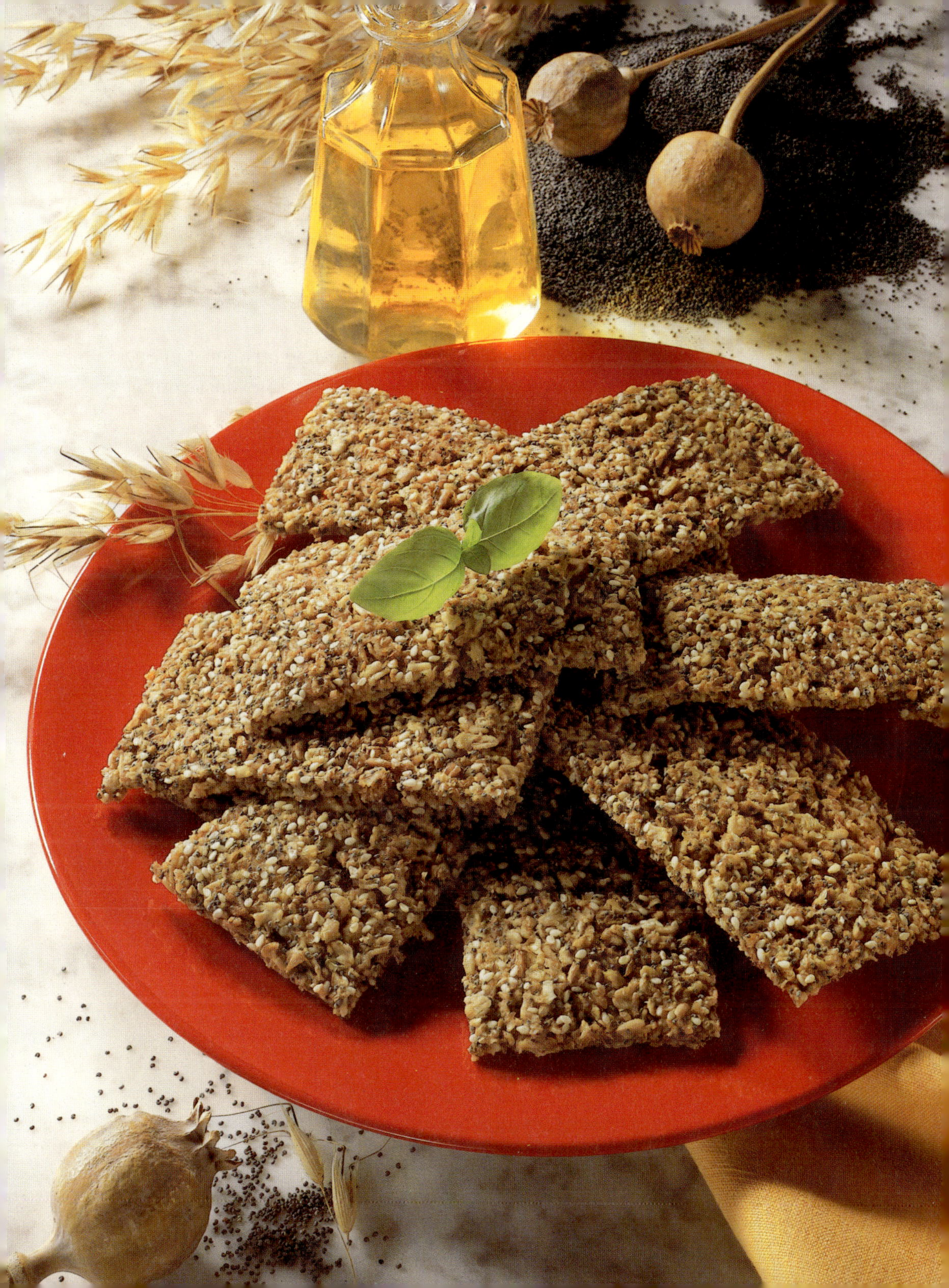

6 Portionen

86 mg

250 g Magerquark
1 Ei
1 Päckchen Backpulver
250 g Weizenvollkornmehl
etwas Milch (1,5 % Fett)

Tip

Die Quarkbrötchen lassen sich vielfältig variieren, indem Sie z. B. Nüsse, Rosinen, Zucker oder Wildkräuter hinzufügen.

Quarkbrötchen

1 Magerquark mit Ei verrühren, das mit Backpulver gemischte Weizenvollkornmehl dazugeben und alles zu einem glatten Teig verarbeiten.

2 Aus dem Teig Brötchen formen, diese auf ein mit Backpapier ausgelegtes Backblech setzen, mit Milch bestreichen und bei 180 °C etwa 20 Minuten backen.

Eine Portion enthält:
177 Kilokalorien; 2 g Fett; 4,2 g Ballaststoffe; 34 mg Cholesterin; 35 mg Harnsäure; 34 mg Natrium; 224 mg Kalium; 58 mg Magnesium

16 Portionen

15 mg

je 1 TL Kümmel und Schwarzkümmel
je 125 g Weizen- und Roggenvollkornschrot
2 EL Weizenvollkornmehl
⅛ l Milch (1,5 % Fett)
0,1 l Wasser
¾ Würfel Hefe
je 75 g Weizen und Roggenvollkornschrot, grob
etwas Erdnußöl

Fladenknäckebrot, nordische Art

1 Kümmel und Schwarzkümmel im Mörser zerkleinern, mit Weizen- und Roggenvollkornschrot und dem Weizenvollkornmehl mischen. In die Getreidemischung oben eine Mulde hineindrücken. Milch und Wasser in einem Topf leicht erwärmen und die Hefe darin auflösen. Die Flüssigkeit in die Mulde gießen und alles zu einem festen Teig kneten. Falls nötig, etwas Wasser nachgießen. Zugedeckt 30 Minuten ruhen lassen.

2 Den Teig zu einer Rolle formen, in 16 gleiche Teile schneiden und aus diesen Kugeln drehen. Abgedeckt nochmals 30 Minuten gehen lassen. Grobes Weizen- und Roggenvollkornschrot mischen und etwas davon auf die Arbeitsfläche streuen. Die Kugeln darauf zu dünnen Fladen ausrollen, dabei häufig wenden.

3 Immer wieder Schrot auf die Fläche nachstreuen. Fladen mehrfach mit einer Gabel einstechen. Je 4 Fladen auf ein mit Erdnußöl bepinseltes Backblech geben und bei 150 – 175 °C etwa 15 – 20 Minuten mehr trocknen als backen. Trocken lagern.

Eine Portion enthält:
98 Kilokalorien; 1 g Fett; 3,5 g Ballaststoffe; 0 mg Cholesterin; 31 mg Harnsäure; 6 mg Natrium; 150 mg Kalium; 38 mg Magnesium

Tip

Salzreduziertes Brot kann man noch nicht beim Bäcker kaufen. Backen Sie deshalb Ihr Brot mit einem modernen Brotbackautomaten (5 Minuten Zeitaufwand) selbst – vor allem zur Verpflegung auf Reisen.

Herbstliches Kürbisbrot

25 Portionen

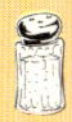

13 mg

- ¾ Würfel Hefe
- 125 g lauwarmes Wasser
- 1 EL Birnendicksaft (gibt's im Naturkostladen)
- 600 g feines Dinkelvollkornmehl
- 200 g Kürbis
- 1 Apfel
- 2 EL gemahlene Haselnüsse
- Saft von 1 Zitrone
- je 1 Prise gem. Zimt und Nelken
- 150 g Dickmilch (1,5 % Fett)

1 Hefe in lauwarmem Wasser auflösen. Birnendicksaft und 300 g Dinkelvollkornmehl zufügen, gut durchrühren und ruhen lassen.

2 Kürbis und Apfel schälen, entkernen und grob raspeln. Mit Haselnüssen, Zitronensaft, Zimt und Nelken mischen und mit der Dickmilch zum Hefeteig geben.

3 Restliches Dinkelvollkornmehl hinzufügen, etwa 5 Minuten durchkneten, anschließend 30 Minuten gehen lassen. Diesen Vorgang 2 – 3 Mal wiederholen.

4 Den Teig zu einem Laib formen und nochmals 20 Minuten gehen lassen. Den Backofen auf 250 °C vorheizen und das Brot darin 25 Minuten backen.

Eine Portion enthält:
86 Kilokalorien; 1 g Fett; 2,6 g Ballaststoffe; 0 mg Cholesterin; 26 mg Harnsäure; 5 mg Natrium; 134 mg Kalium; 34 mg Magnesium

Möhrenaufstrich mit Avocado

20 Portionen

20 mg

- 1 große Möhre
- 1 reife Avocado
- Saft von ½ Zitrone
- 1 Prise Zimt
- etwas Pfeffer aus der Mühle
- 1 Messerspitze Cayennepfeffer

1 Möhre schälen und sehr fein raspeln. Avocado längs halbieren, den Kern herauslösen und das Fruchtfleisch aus der Schale schaben.

2 Fruchtfleisch sofort mit Zitronensaft beträufeln und zusammen mit den Möhrenraspeln und dem Zimt im Mixer pürieren.

3 Das Püree mit Pfeffer und Cayennepfeffer abschmecken und 20 Minuten kalt stellen. Mit frischem Vollkornbrot servieren.

Eine Portion enthält:
30 Kilokalorien; 3 g Fett; 0,9 g Ballaststoffe; 0 mg Cholesterin; 6 mg Harnsäure; 8 mg Natrium; 99 mg Kalium; 6 mg Magnesium

Möhrencreme mit Ingwer

20 Portionen

23 mg

- 1 Möhre
- 150 g Magerquark
- 1 EL saure Sahne (10 % Fett)
- 1 TL Zitronensaft
- weißer Pfeffer
- etwas frisch geriebener Ingwer

1 Möhre schälen, fein raspeln, mit Magerquark, saurer Sahne und Zitronensaft vermengen und mit Pfeffer und Ingwer abschmecken.

Eine Portion enthält:
11 Kilokalorien; 0 g Fett; 0,4 g Ballaststoffe; 1 mg Cholesterin; 2 mg Harnsäure; 9 mg Natrium; 39 mg Kalium; 3 mg Magnesium

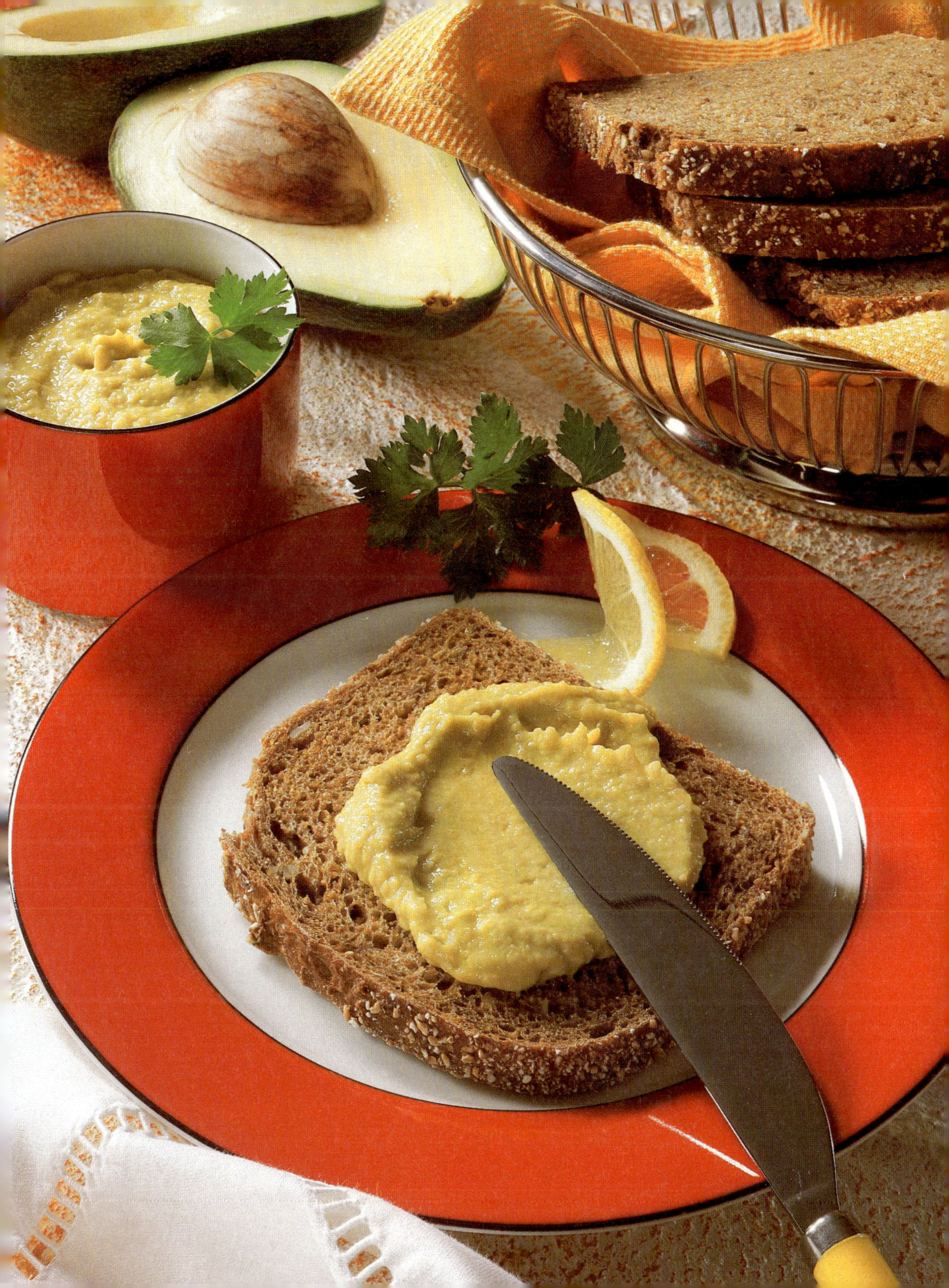

12 Portionen

5 mg

50 g Butter
1 säuerlicher Apfel
150 g Zwiebeln
2 EL Sonnenblumenkerne
½ Bund Kerbel
etwas Zitronensaft
etwas Knoblauch

Zwiebelschmalz mit Apfel, vegetarisch

1 Butter in einer Pfanne schmelzen. Apfel schälen, das Kerngehäuse entfernen und ebenso wie die geschälte Zwiebel fein würfeln. Alles zur zerlassenen Butter geben.

2 Sonnenblumenkerne ebenfalls dazugeben und das Ganze etwa 5 Minuten dünsten.

3 Die Masse mit Kerbel, Zitronensaft und Knoblauch abschmecken eventuell mit dem Pürierstab pürieren. In ein Glas füllen und erkalten lassen.

Eine Portion enthält:
58 Kilokalorien; 5 g Fett; 0,6 g Ballaststoffe; 10 mg Cholesterin; 9 mg Harnsäure; 2 mg Natrium; 55 mg Kalium; 15 mg Magnesium

Pfälzer Leberwurstpastete, vegetarische Art

1 Grünkernschrot ohne Fett in der Pfanne bei mittlerer Hitze rösten. Anschließend in der Gemüseessenz bei schwacher Hitze zugedeckt etwa 15 Minuten köcheln lassen.

2 Den Topf vom Herd nehmen und den Grünkern noch etwa 25 Minuten quellen lassen.

3 Zwiebel und Knoblauchzehe schälen und fein würfeln. Ebenso wie das gequollene Grünkernschrot mit der Butter vermengen.

4 Majoran und Basilikum waschen, trockentupfen, die Blättchen abzupfen und kleinschneiden. Sofort unter die Pastete rühren und mit Pfeffer kräftig abschmecken.

Eine Portion enthält:

75 Kilokalorien; 5 g Fett; 0,9 g Ballaststoffe; 13 mg Cholesterin; 12 mg Harnsäure; 32 mg Natrium; 54 mg Kalium; 13 mg Magnesium

22 Portionen

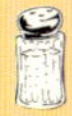

81 mg

200 g Grünkernschrot, mittelfein

½ l Gemüseessenz

1 kleine Zwiebel

1 Knoblauchzehe

120 g weiche Butter

1 Bund Majoran

1 Bund Basilikum

schwarzer Pfeffer

Tip

In eine gut schließende Dose gefüllt, hält sich der Aufstrich im Kühlschrank ca. 3 Tage. Achten Sie besonders bei fettreduzierten Streichfetten (Halbfettmargarinen und Halbfettbuttersorten) darauf, ob Salz zugesetzt wurde, und gehen Sie insgesamt sparsam mit Fetten um.

15 Portionen

2,5 mg

75 g ungesalzene Macadamianüsse
150 ml kaltes Wasser
100 g Champignons
1 TL Zitronensaft
1 Schalotte
1 Knoblauchzehe
etwas Gemüseessenz
etwas Pfeffer aus der Mühle
½ Kästchen Kresse

Tip

Empfehlenswerter als Fertigbrühen sind selbstgemachte Saucen und Brühen.

Macadamianußcreme

1 Macadamianüsse in kaltem Wasser mindestens 8 Stunden zugedeckt einweichen.

2 Champignons häuten und die Stielenden entfernen. Mit dem Zitronensaft vermischen.

3 Schalotte und Knoblauchzehe schälen und fein würfeln. Nüsse in einem Sieb abtropfen lassen, im Blitzhacker grob hacken.

4 Champignons und Nüsse so lange hacken, bis eine cremige Masse entsteht. Wird die Creme zu fest, verdünnen Sie sie mit etwas Gemüseessenz.

5 Schalotten- und Knoblauchwürfel unter die Creme mischen und mit Pfeffer abschmecken.

6 Kresse abbrausen, die Blättchen abschneiden und über die Creme streuen.

Eine Portion enthält:
36 Kilokalorien; 4 g Fett; 1 g Ballaststoffe; 0 mg Cholesterin; 5 mg Harnsäure; 1 mg Natrium; 60 mg Kalium; 7 mg Magnesium

Waldviertler Topfenkaas

1 Kartoffeln mit der Schale kochen, anschließend pellen und fein reiben.

2 Den Magerquark mit der Butter und dem Paprikapulver rühren, bis er glatt und geschmeidig ist.

3 Knoblauchzehe schälen, durch die Presse drücken und mit den ausgekühlten Kartoffeln unter die Quarkmasse rühren. Wenn die Masse zu fest ist, geben Sie etwas Milch dazu.

4 Bärlauch (oder Petersilie) abbrausen, trockenschütteln, hacken und unter den Quark ziehen. Nach Geschmack noch mit etwas Kümmel würzen.

Eine Portion enthält:
31 Kilokalorien; 2 g Fett; 0,1 g Ballaststoffe; 6 mg Cholesterin; 1 mg Harnsäure; 5 mg Natrium; 36 mg Kalium; 2 mg Magnesium

20 Portionen

13 mg

2 kleine Kartoffeln
200 g Magerquark
50 g weiche Butter
2 EL Paprikapulver, edelsüß
1 Knoblauchzehe
etwas Milch (1,5 % Fett)
Bärlauch (oder Petersilie), und Kümmel

Tip

Laugen Sie Kartoffeln, frisch geerntete Gemüse und Salate nicht durch langes Wässern beim Waschen oder Kochen aus. Am besten wäscht man Kartoffeln und Gemüse unter fließendem Wasser und dünstet sie in wenig Wasser. Sie sollten möglichst bißfest gekocht werden, da Aromastoffe sowie bestimmte Vitamine und Mineralstoffe durch zu langes Kochen zerstört werden.

25 Portionen

0 mg

150 g getrocknete Bohnen (z. B. Kidneybohnen oder Wachtelbohnen)

2 Zweige frisches Bohnenkraut (ersatzweise Thymian oder Rosmarin)

½ EL Kürbiskernöl

1 EL Zitronensaft

1 Zwiebel

1 EL frische, gehackte Petersilie

etwas frisch gemahlener Pfeffer

je ½ TL gemahlener Kümmel und Chilischoten

Tip

Den Aufstrich einen halben Tag durchziehen lassen, dann schmeckt er noch besser.

Feurige Bohnenpaste

1 Getrocknete Bohnen mit der doppelten Menge Wasser über Nacht einweichen (mindestens 6–8 Stunden).

2 Bohnenkraut abbrausen und trockenschütteln. Bohnen im Einweichwasser mit einem Zweig Bohnenkraut ¾ Stunde weich kochen (Kochtopf ca. ½ Stunde).

3 Wasser abgießen, Bohnenkraut entfernen, Kürbiskernöl und Zitronensaft zufügen und noch warm pürieren oder durch ein Sieb passieren.

4 Zwiebel schälen, fein würfeln und ohne Fett kurz andünsten.

5 Den zweiten Zweig Bohnenkraut fein hacken und zusammen mit den Zwiebelwürfeln und der Petersilie in das Bohnenmus geben.

6 Mit Pfeffer, Kümmel und Chili würzen und (eventuell mit etwas Wasser) zu einer streichfähigen Paste verrühren.

Eine Portion enthält:
21 Kilokalorien; 1 g Fett; 0,9 g Ballaststoffe; 0 mg Cholesterin; 9 mg Harnsäure; 0 mg Natrium; 70 mg Kalium; 7 mg Magnesium

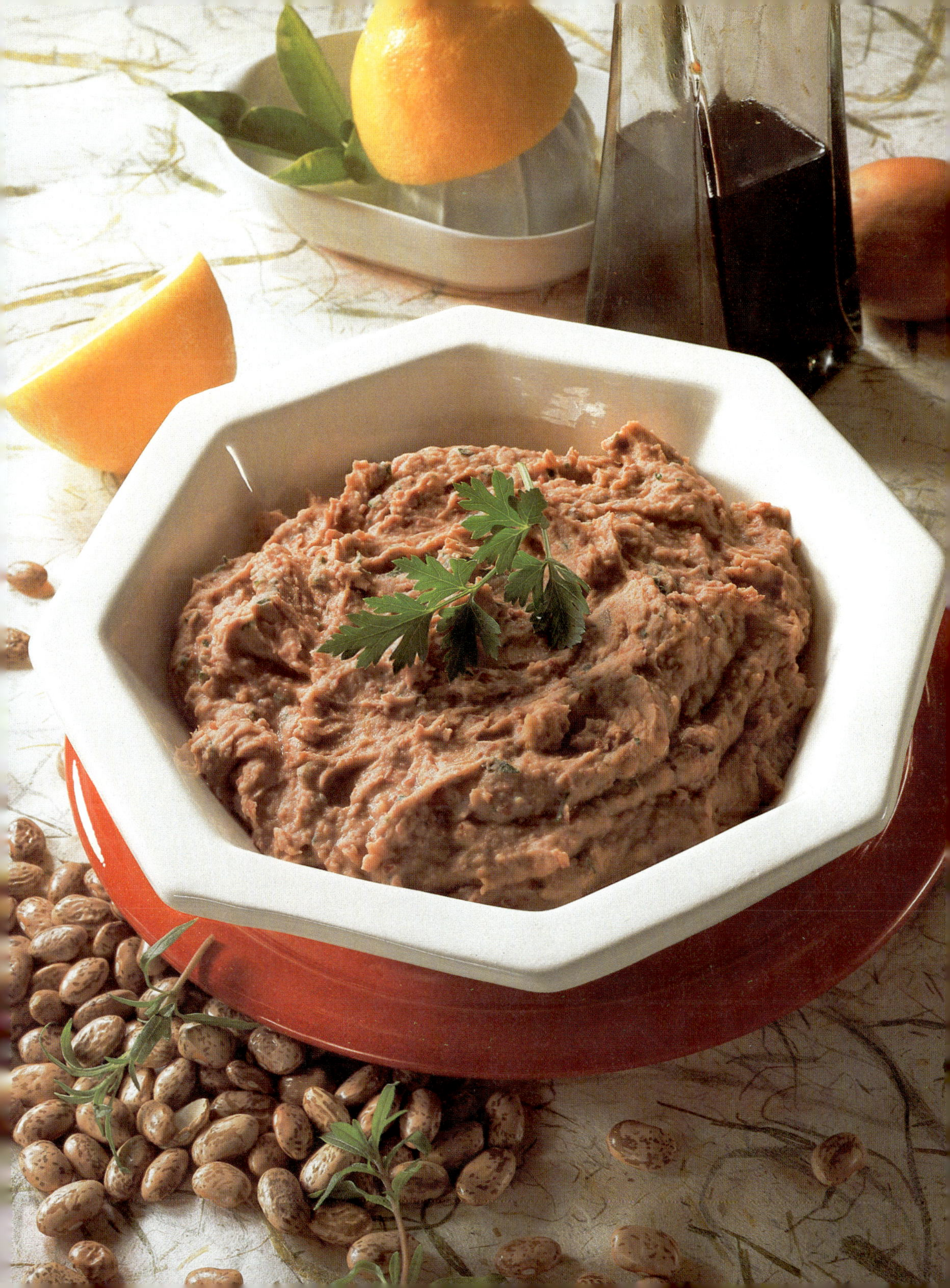

18 Portionen

23 mg

1 Apfel
50 g Knollensellerie
250 g Magerquark
2 EL saure Sahne (10% Fett)
etwas Zitronensaft
etwas frisch gemahlener Pfeffer
2 EL fein gehackte Walnüsse

Nussiger Selleriequark

1 Apfel schälen, vom Kerngehäuse befreien und ebenso wie den geschälten Knollensellerie fein reiben.

2 Magerquark mit saurer Sahne glattrühren, Apfel und Sellerie dazugeben, mit Zitronensaft und Pfeffer abschmecken.

3 Mit den gehackten Walnüssen garnieren.

Eine Portion enthält:
23 Kilokalorien; 1 g Fett; 0,3 g Ballaststoffe; 1 mg Cholesterin; 2 mg Harnsäure; 9 mg Natrium; 45 mg Kalium; 4 mg Magnesium

6 Portionen

36 mg

1 Zwiebel
50 ml Gemüseessenz
50 g grobes Hafervollkornmehl
2–3 EL frisch geriebener Meerrettich
etwas Zitronensaft
30 g weiche Butter

Meerrettichaufstrich

1 Zwiebel schälen, fein würfeln und in der Gemüseessenz kurz dünsten. Den Topf vom Herd nehmen und das Hafervollkornmehl einstreuen.

2 Meerrettich sowie Zitronensaft untermischen und zum Schluß die weiche Butter einrühren.

Eine Portion enthält:
77 Kilokalorien; 5 g Fett; 1,1 g Ballaststoffe; 12 mg Cholesterin; 16 mg Harnsäure; 14 mg Natrium; 75 mg Kalium; 15 mg Magnesium

Süßer Aprikosenbrotaufstrich

10 Portionen

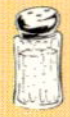

2,5 mg

- 50 g getrocknete Wildaprikosen (aus dem Naturkostladen)
- 25 ml Wasser
- 50 ml Apfelsaft
- 1 Zimtstange
- 100 g Himbeeren
- etwas Zitronensaft
- etwas Honig

1 Getrocknete Wildaprikosen halbieren und mit Wasser, Apfelsaft und der durchgebrochenen Zimtstange zum Kochen bringen. Zugedeckt 10 Minuten ziehen lassen.

2 Zimtstange entfernen, die Masse abkühlen lassen und zusammen mit den Himbeeren passieren. Nach Belieben mit Zitronensaft und Honig abschmecken.

Eine Portion enthält:
18 Kilokalorien; 0 g Fett; 1,2 g Ballaststoffe; 0 mg Cholesterin; 8 mg Harnsäure; 1 mg Natrium; 106 mg Kalium; 6 mg Magnesium

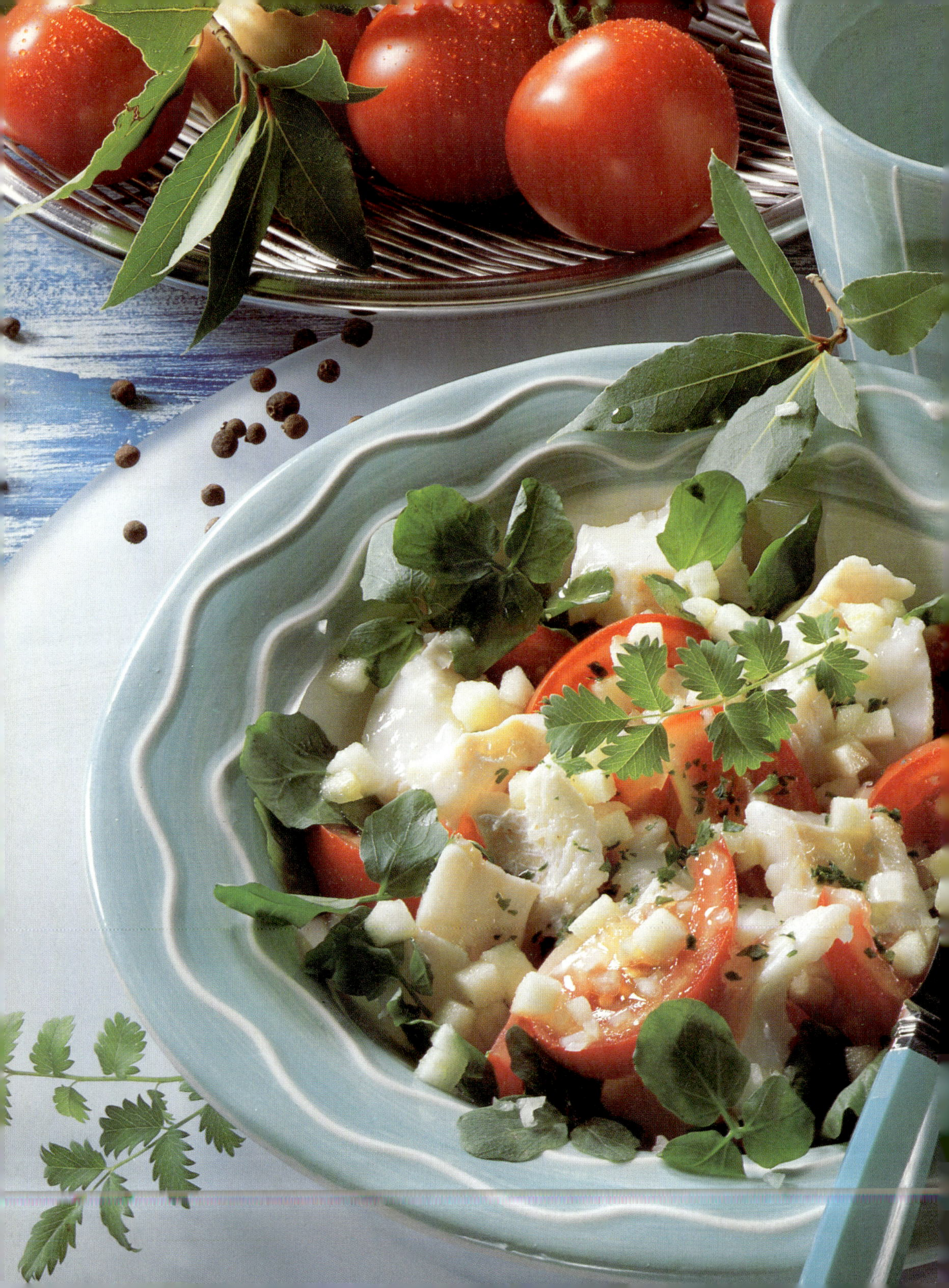

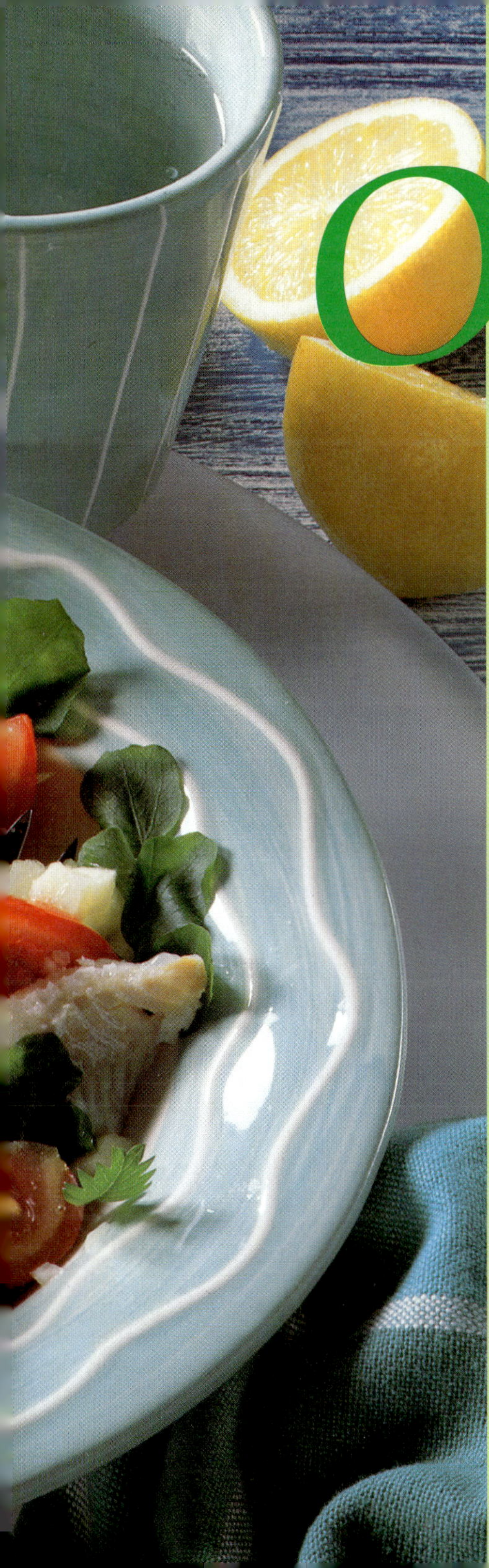

Oh là là – Vorspeisen und Salate einmal anders

Knackig-frische Salate, angemacht mit raffinierten Saucen oder eine deftige Suppe sind immer richtig, wenn man etwas Schnelles zwischendurch essen möchte oder wenn der Hunger richtig groß ist. Sie werden sehen, daß wir Ihnen in diesem Kapitel außerdem ambitionierte Vorspeisen mit einem Hauch der großen Gourmet-Küche vorstellen. Probieren Sie doch einmal, wie köstlich Linsen an einer süßsauren Himbeervinaigrette schmecken, erleben Sie selbst, was eine Orangensauce und Ananas aus Rote-Bete-Frischkost machen, oder verwöhnen Sie sich und Ihre Lieben mit einer Minestrone nach einem italienischen Originalrezept.

2 Portionen

815 mg

400 g Austernpilze
½ EL kaltgepreßtes Olivenöl (ersatzweise Rapsöl)
5 EL Sahne (30 % Fett)
5 EL Milch (1,5 % Fett)
1 Knoblauchzehe
125 g Kirschtomaten
schwarzer Pfeffer
viele frische Kräuter (Basilikum, Thymian)
4 Scheiben frisches Vollkornbaguette

Tip

Verwenden Sie zum Würzen kein oder weniger Kochsalz (mit Jod und Fluorzusatz) und nehmen Sie statt dessen reichlich frisch gehackte Kräuter oder frisch in einem Mörser vermahlene Gewürze.

Austernpilze mit Kirschtomaten und Zitronenmelisse

1 Austernpilze putzen, waschen, trockentupfen und in dem heißen Olivenöl anschwitzen. Sahne und Milch angießen und etwa 5 Minuten schmoren lassen.

2 Die geschälte Knoblauchzehe durch die Knoblauchpresse an die Pilze drücken. Kirschtomaten waschen und von den Stielansätzen befreien, zu den Pilzen geben und mit Pfeffer würzen.

3 Kräuter abbrausen, trockenschütteln, fein hacken und unter das Gemüse rühren. Mit einem Vollkornbaguette servieren.

Eine Portion enthält:
241 Kilokalorien; 11 g Fett; 9 g Ballaststoffe; 24 mg Cholesterin; 155 mg Harnsäure; 321 mg Natrium; 1211 mg Kalium; 68 mg Magnesium

Feldsalat und bunte Gemüsestreifen in Wacholdervinaigrette

2 Portionen

94 mg

Für die Vinaigrette:

5 Wacholderbeeren

2 EL Balsamicoessig

1 EL Weinessig

2 EL kaltgepreßtes Sonnenblumenöl

schwarzer Pfeffer aus der Mühle

10 g frische Meerrettichwurzel

100 g Feldsalat

1 kleine Karotte

2 kleine Petersilienwurzeln

1 Wacholderbeeren im Mörser oder mit der breiten Seite eines Küchenmessers zerdrücken.

2 Balsamico- und Weinessig in einem kleinen Topf erhitzen. Die Wacholderbeeren hineingeben, einmal aufkochen lassen und den Topf vom Herd nehmen. Abkühlen und mindestens ½ Stunde ziehen lassen.

3 Den Essigsud abseihen, mit Sonnenblumenöl verrühren und mit Pfeffer abschmecken. Die fein geraspelte Meerrettichwurzel dazugeben.

4 Feldsalat putzen, waschen und trockenschwenken.

5 Karotte und Petersilienwurzeln waschen und in Streifen raspeln. Auf den Feldsalat streuen und die Wacholdervinaigrette darüber gießen.

Eine Portion enthält:

112 Kilokalorien; 8 g Fett; 5,3 g Ballaststoffe; 0 mg Cholesterin; 38 mg Harnsäure; 37 mg Natrium; 607 mg Kalium; 34 mg Magnesium

Eisbergsalat in Mandelmusdressing

4 Portionen

18 mg

- 200 g Eisbergsalat
- 1 kleine Zwiebel
- ½ Knoblauchzehe (nach Geschmack)

Für das Dressing:

- Saft von 1 Zitrone
- 1 EL Walnußöl
- 1 EL Mandel- oder Nußmus (aus dem Naturkostladen), ggf. etwas Wasser
- 1 TL Honig
- schwarzer Pfeffer

1 Eisbergsalat waschen und trockenschütteln. Zwiebel und Knoblauchzehe schälen, fein würfeln und zu dem Salat geben.

2 Aus Zitronensaft, Walnußöl, Mandel- oder Nußmus (eventuell etwas Wasser), Honig und Pfeffer ein Dressing zubereiten und mit dem Salat vermengen.

Eine Portion enthält:
50 Kilokalorien; 4 g Fett; 1,2 g Ballaststoffe; 0 mg Cholesterin; 9 mg Harnsäure; 7 mg Natrium; 115 mg Kalium; 9 mg Magnesium

Frischkost mit Orangensauce

4 Portionen

216 mg

- 200 g Dickmilch (1,5 % Fett)
- 4 EL frisch gepreßter Orangensaft
- 1 EL frisch geriebener Meerrettich
- schwarzer Pfeffer aus der Mühle
- 400 g Rote Bete
- 4 Scheiben frische Ananas
- 1 Orange
- einige Salatblätter
- 1 – 2 EL Walnüsse

1 Dickmilch mit Orangensaft und Meerrettich verrühren und mit Pfeffer abschmecken. Rote Bete schälen und grob raspeln. Ananas schälen, den Strunk herausschneiden und würfeln. Orange schälen und die Filets in Stücke schneiden. Die Filets eventuell vorher häuten.

2 Alle Zutaten mit der Dickmilchsauce vermischen und auf den gewaschenen, trockengetupften Salatblättern anrichten. Mit Walnüssen bestreuen.

Eine Portion enthält:
122 Kilokalorien; 2 g Fett; 4,1 g Ballaststoffe; 3 mg Cholesterin; 38 mg Harnsäure; 85 mg Natrium; 579 mg Kalium; 47 mg Magnesium

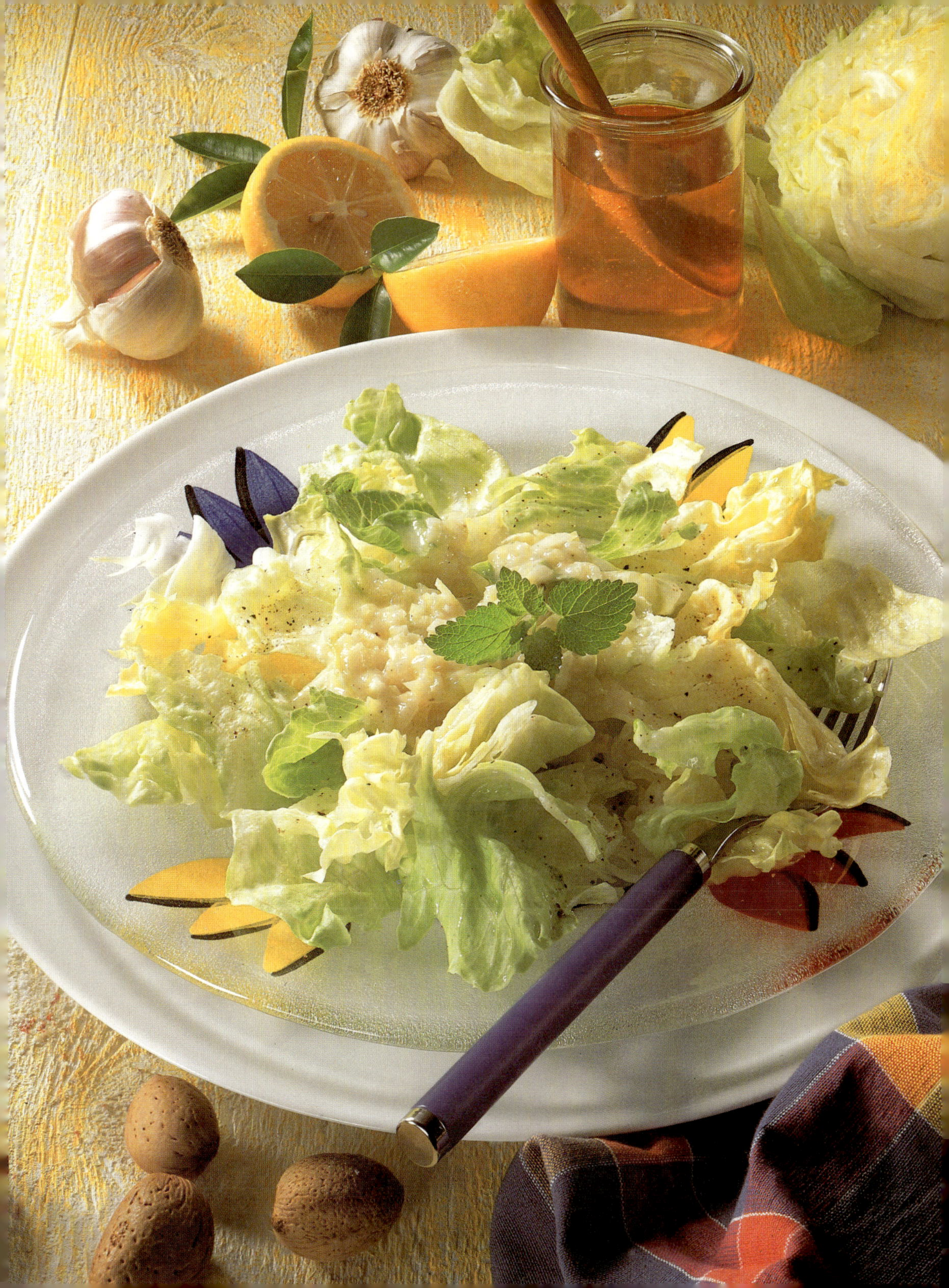

6 Portionen

142 mg

- 1 Zwiebel
- 250 g Puy-Linsen (gibt's im Naturkostladen)
- 1-2 Lorbeerblätter
- ½ l Gemüseessenz
- 2 Schalotten
- 1 Knoblauchzehe
- 1 Bund Majoran (ersatzweise 1 TL getrockneter Oregano)
- 6 EL Himbeeressig
- 1 EL scharfer Senf
- schwarzer Pfeffer aus der Mühle
- 0,1 l kaltgepreßtes Olivenöl (ersatzweise Rapsöl)

Linsen in Himbeervinaigrette

1 Zwiebel schälen und halbieren, mit Puy-Linsen und Lorbeerblättern in der Gemüseessenz etwa 30-45 Minuten garen. Dann die beiden Zwiebelhälften und Lorbeerblätter entfernen, Linsen warmstellen. Schalotten und Knoblauchzehe in kleine Würfel schneiden.

2 Essig, Senf, Pfeffer und Olivenöl zur Vinaigrette rühren. Schalotten, Knoblauch und Majoran zugeben. Die Linsen in der Vinaigrette ziehen lassen.

Eine Portion enthält:
284 Kilokalorien; 17 g Fett; 4,7 g Ballaststoffe; 0 mg Cholesterin; 86 mg Harnsäure; 56 mg Natrium; 404 mg Kalium; 60 mg Magnesium

4 Portionen

74 mg

- 4 mittelgroße Äpfel
- 1 Möhre
- etwas Zitronensaft
- je 2 EL Frischkäse (45 % F. i. Tr.) und Joghurt (1,5 % Fett)
- Paprikapulver
- schwarzer Pfeffer
- etwas frisch geriebener Ingwer
- 1 Handvoll Rettichgrün (gekeimter Rettich)

Pikanter Apfelsalat mit Rettichgrün

1 Äpfel waschen, vom Kerngehäuse befreien und in dünne Scheiben schneiden oder raspeln. Möhre putzen und grob raspeln. Apfel- und Möhrenraspel miteinander vermengen und mit Zitronensaft beträufeln.

2 Frischkäse und Joghurt verrühren und mit Paprikapulver, Pfeffer und Ingwer würzen. Die Sauce unter den Salat heben. Mit Rettichgrün garnieren.

Eine Portion enthält:
77 Kilokalorien; 1 g Fett; 3 g Ballaststoffe; 2 mg Cholesterin; 20 mg Harnsäure; 29 mg Natrium; 253 mg Kalium; 15 mg Magnesium

Arabischer Bulgursalat mit Minze

1 Bulgur oder **Kuskus** mit kaltem Wasser abbrausen und in der Gemüseessenz 20–30 Minuten garen, bis die Flüssigkeit aufgesogen ist. Abkühlen lassen.

2 Tomaten waschen, achteln, die grünen Stielansätze herausschneiden. Die Tomatenstücke zu dem Bulgur/**Kuskus** geben.

3 Knoblauchzehe schälen und wie die entstielte und entkernte Chilischote fein hacken. Mit Öl, Zitronensaft und gehackter Minze mischen und mit Pfeffer und Zucker abschmecken. Die Sauce unter den Salat rühren.

4 Zwiebel schälen und fein würfeln, Petersilie abbrausen, trockenschütteln und fein hacken. Beides zum Salat geben. Vor dem Verzehr 30 Minuten durchziehen lassen.

Eine Portion enthält:

206 Kilokalorien; 6 g Fett; 4,3 g Ballaststoffe; 0 mg Cholesterin; 46 mg Harnsäure; 11 mg Natrium; 382 mg Kalium; 32 mg Magnesium

2 Portionen

28 mg

75 g Bulgur oder Kuskus (aus dem Naturkostladen)
¼ l Gemüseessenz
250 g Tomaten
½ Knoblauchzehe
½ rote Chilischote
1 EL kaltgepreßtes Sonnenblumenöl
etwas Zitronensaft
etwas gehackte Minze
schwarzer Pfeffer aus der Mühle
Zucker
½ Zwiebel
½ Bund Petersilie

Tip

Obstsäfte enthalten in der Regel kein Kochsalz und sind mit Mineralwasser verdünnt der ideale Durstlöscher.

4 Portionen

135 mg

Blumenkohl-Bananen-Rohkost mit Sahnedressing

1 Blumenkohl
1 Banane
etwas Zitronensaft

Für das Dressing:
150 g saure Sahne (10 % Fett)
150 g Joghurt (1,5 % Fett)
1 – 2 EL Zitronensaft
schwarzer Pfeffer
2 EL Rosinen
1 EL geröstete Sonnenblumenkerne oder gehackte Mandeln

1 Blumenkohl waschen, in Röschen zerteilen und diese in sehr feine Scheiben schneiden. Banane schälen, längs halbieren und ebenfalls in feine Scheiben schneiden.

2 Blumenkohl und Bananenscheiben in eine Salatschüssel geben und mit Zitronensaft beträufeln.

3 Saure Sahne mit Joghurt und Zitronensaft verrühren, mit Pfeffer abschmecken und über die Salatzutaten geben. Mit Rosinen und Sonnenblumenkernen bestreuen.

Eine Portion enthält:
160 Kilokalorien; 7 g Fett; 4,3 g Ballaststoffe; 16 mg Cholesterin; 70 mg Harnsäure; 53 mg Natrium; 661 mg Kalium; 60 mg Magnesium

1 Portion

74 mg

Birnen-Lauch-Salat mit Marinade

1 Bund frische Saisonkräuter (z. B. Petersilie, Knoblauchsrauke)
50 g Joghurt (1,5 % Fett)
etwas Zitronensaft
50 g Lauch
½ Birne

1 Kräuter abbrausen, trockenschütteln und hacken. Mit Joghurt und Zitronensaft vermengen.

2 Lauch waschen und in sehr feine Ringe schneiden. Birne waschen, vom Kerngehäuse befreien und würfeln. Alles mit der Joghurtsauce mischen.

Eine Portion enthält:
65 Kilokalorien; 1 g Fett; 2,6 g Ballaststoffe; 2 mg Cholesterin; 28 mg Harnsäure; 29 mg Natrium; 275 mg Kalium; 20 mg Magnesium

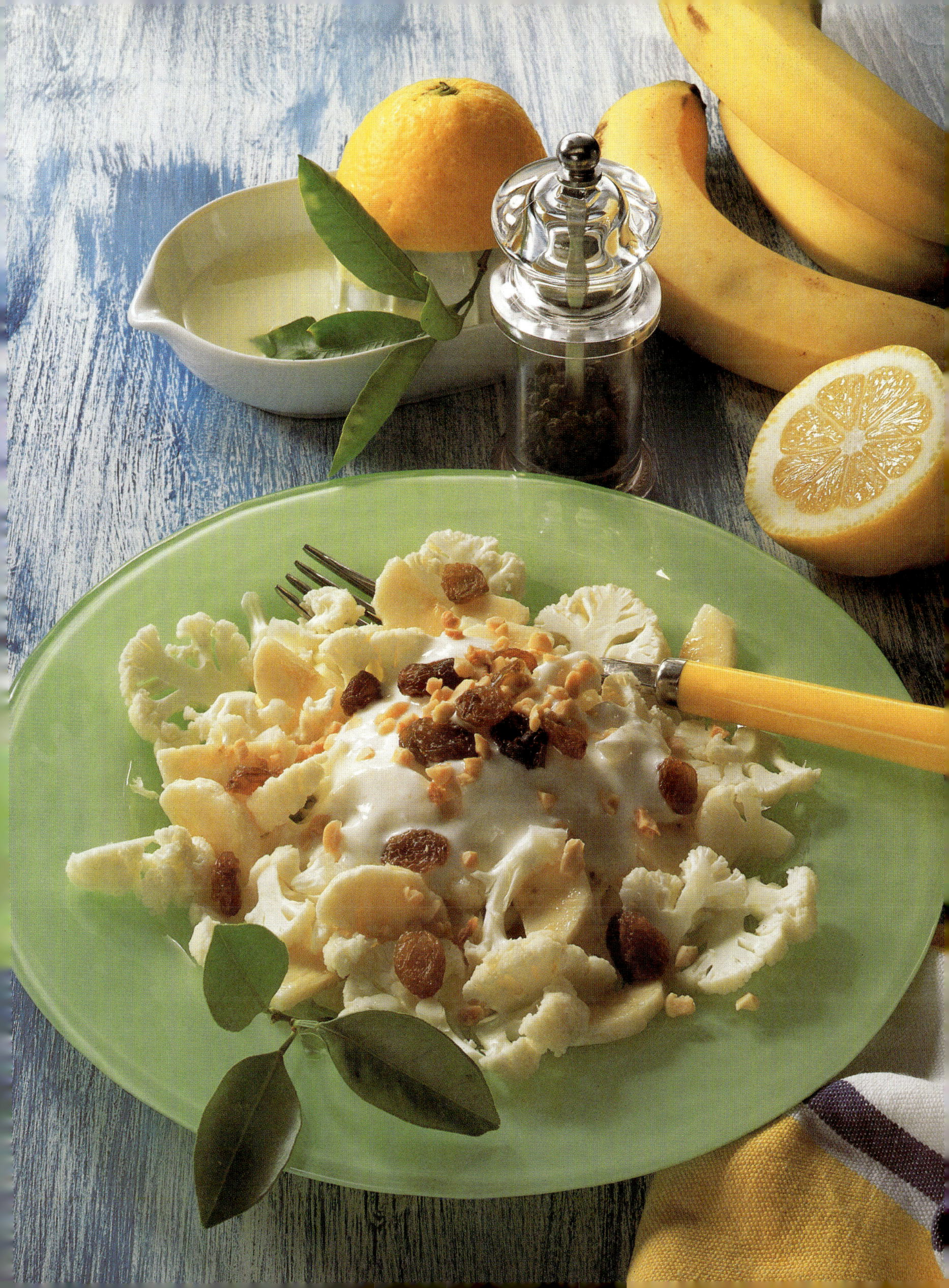

2 Portionen

51 mg

Chicoréesalat mit Kresse

- 2 Stauden Chicorée
- 1 Birne
- 1–2 EL frisch gepreßter Zitronensaft
- 1 säuerlicher Apfel
- 4 EL saure Sahne (10 % Fett)
- schwarzer Pfeffer aus der Mühle
- 1 Kästchen Kresse
- 2 EL gehackte Walnuß- oder Kürbiskerne

1 Chicorée putzen, waschen, halbieren und den bitteren Strunkteil mit einem kleinen Messer keilförmig herausschneiden. Die Staudenhälften quer in ½–1 cm breite Streifen schneiden und in eine Salatschüssel geben.

2 Birne waschen, längs vierteln, vom Kerngehäuse befreien, in kleine Würfel schneiden und unter den Chicorée mischen. Mit Zitronensaft beträufeln.

3 Apfel gründlich mit warmem Wasser waschen, abtrocknen und ungeschält vierteln. Stiel, Blütenansatz und Kerngehäuse entfernen.

4 Die Apfelviertel ein- bis zweimal längs teilen, quer in feine Streifchen schneiden und mit den anderen Zutaten mischen. Saure Sahne mit Pfeffer verrühren und über den Salat geben.

5 Eventuell noch etwas Zitronensaft dazugeben. Den Salat etwa 5 Minuten durchziehen lassen.

6 Kresse unter fließendem Wasser abspülen, trockenschütteln, die Blättchen abschneiden und etwa die Hälfte davon zusammen mit den Walnuß- oder Kürbiskernen unter den Salat mischen. Die restliche Kresse darüber streuen oder als Sträußchen daraufsetzen.

Eine Portion enthält:
147 Kilokalorien; 6 g Fett; 4,7 g Ballaststoffe; 11 mg Cholesterin; 37 mg Harnsäure; 20 mg Natrium; 536 mg Kalium; 54 mg Magnesium

Tip

Durch den Einkauf und die Zubereitung von frischen, möglichst naturbelassenen Lebensmitteln kann der größte Genuß erreicht werden.

Postelein an Kartoffel-Kräuter-Dressing

1 Kartoffel waschen, gründlich abbürsten und mit etwas Kümmel gar kochen. Dann pellen und durch die Kartoffelpresse drücken.

2 Joghurt mit saurer Sahne, Haselnußöl und Apfelessig glattrühren und mit Senf und den Gewürzen abschmecken.

3 Kräuter abbrausen, trockenschütteln und fein hacken. Mit dem Kartoffelbrei unter die Joghurtsauce ziehen.

4 Winterpostelein waschen und verlesen. Das Dressing darüber verteilen.

Eine Portion enthält:
137 Kilokalorien; 8 g Fett; 3,2 g Ballaststoffe; 9 mg Cholesterin; 36 mg Harnsäure; 63 mg Natrium; 613 mg Kalium; 168 mg Magnesium

4 Portionen

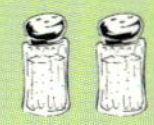

160 mg

- **1 Kartoffel (60 g)**
- **etwas Kümmel**
- **200 g Winterpostelein**
- **½ Becher Joghurt**
- **2 EL saure Sahne (10 % Fett)**
- **2 EL Haselnußöl**
- **1 EL Apfelessig**
- **1 TL Senf**
- **schwarzer Pfeffer**
- **gem. Kardamom und Muskatnuß**
- **frische Saisonkräuter**

Tip

Wenn Sie fettarme Joghurts und Sahne mit ein wenig Wasser verrühren, bevor Sie sie an ein Gericht geben, werden sie cremiger.

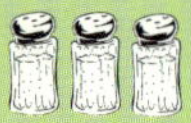

4 Portionen

285 mg

Fischsalat auf Brunnenkresse

- 500 g festes Fischfilet
- 6 EL Zitronensaft
- 4 EL Wasser
- 8 Pimentkörner
- 2 Lorbeerblätter
- 4 Tomaten
- 2 Äpfel
- 4 Zwiebeln
- schwarzer Pfeffer
- 6 EL kaltgepreßtes Olivenöl (ersatzweise Rapsöl)
- 200 g Brunnenkresse
- 1 Bund Küchenkräuter (Dill, Pimpinelle u. a.)

1 Fischfilet unter fließendem Wasser waschen, trockentupfen und mit 2 Eßlöffeln Zitronensaft beträufeln. In einer Pfanne mit Wasser, Pimentkörnern und Lorbeerblättern 10 Minuten garen. Anschließend den Fisch in Stücke teilen.

2 Tomaten waschen, von den Stielansätzen befreien und in Achtel schneiden. Äpfel schälen, vom Kerngehäuse befreien und fein würfeln. Die geschälten Zwiebeln hacken.

3 Aus dem restlichen Zitronensaft, Pfeffer und Olivenöl eine Marinade zubereiten. Alle vorbereiteten Zutaten damit vermengen.

4 Brunnenkresse gründlich waschen, abtropfen lassen und die Blätter von den Stielen zupfen. Küchenkräuter abbrausen, trockenschütteln und hacken. Den Salat auf der Brunnenkresse anrichten und mit den Küchenkräutern bestreuen.

Eine Portion enthält:
277 Kilokalorien; 14 g Fett; 3,9 g Ballaststoffe; 66 mg Cholesterin; 178 mg Harnsäure; 112 mg Natrium; 759 mg Kalium; 74 mg Magnesium

Tip

Trinken Sie »Babysprudel«! Eine ganz einfache Art Salz einzusparen ist, Mineralwasser mit einem Natriumgehalt von weniger als 20 mg pro Liter zu trinken (siehe Anhang). Auf dem Etikett steht meistens »Für Säuglingsernährung geeignet«.

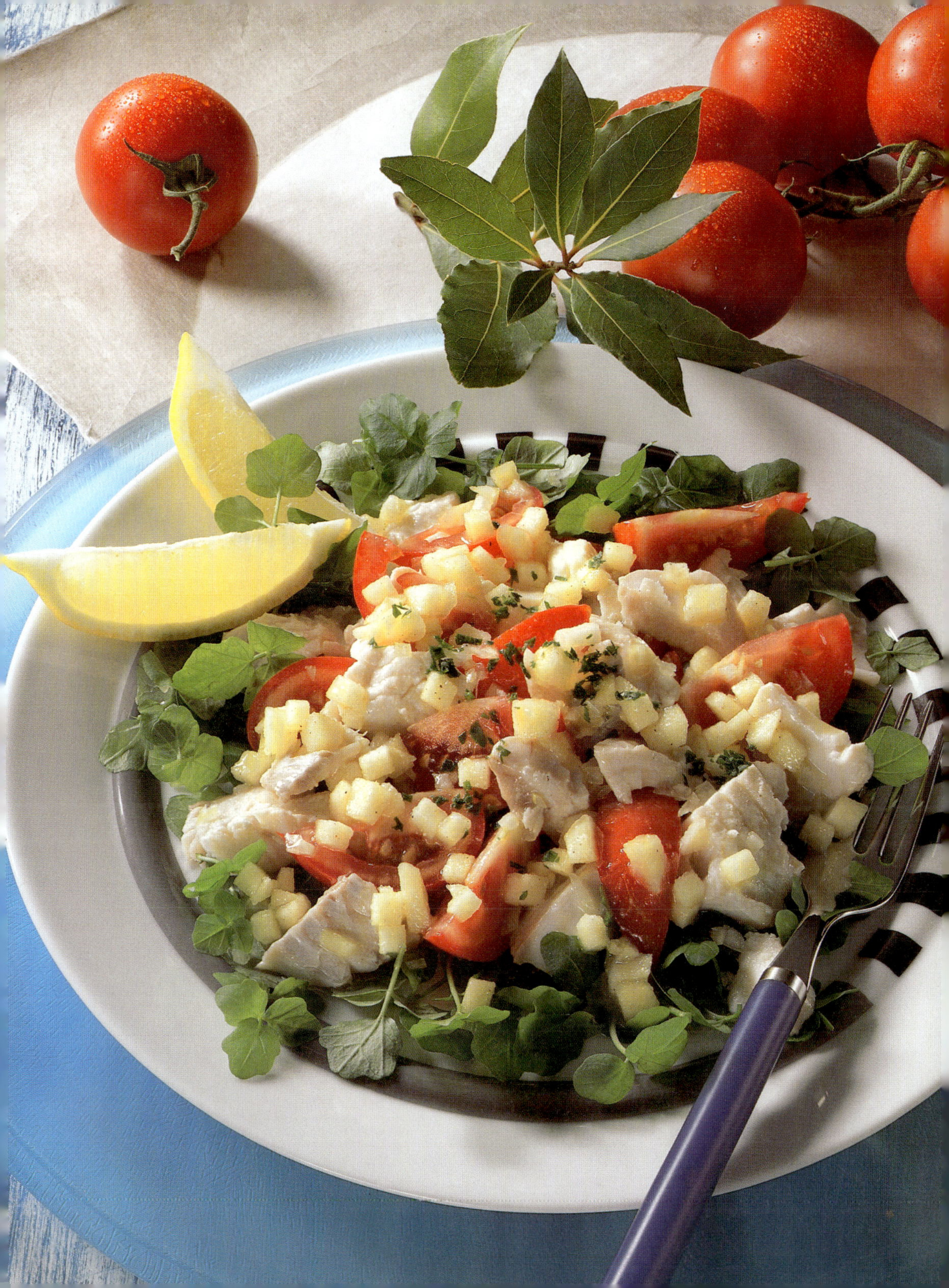

2 Portionen

196 mg

100 g Weißkohl
1 Stange Staudensellerie
1 Frühlingszwiebel
1 kleiner Apfel
1 TL Zitronensaft
½ TL Apfelessig
schwarzer Pfeffer aus der Mühle
1 TL Senf
1 EL Kürbiskernöl
1 EL saure Sahne (10 % Fett)
1 TL Sesamsamen

Tip

Salatdressings schmecken am besten mit kräftigen Ölen wie Oliven-, Kürbiskern- und Nußölen sowie Balsamico- oder Weinessig.

Weißkohlsalat mit Kürbiskernöldressing

1 Weißkohl putzen, in feine Streifen schneiden und in einem Durchschlag mit kochendem Wasser überbrühen. Staudensellerie putzen, waschen und in dünne Scheiben schneiden, das Grün hacken.

2 Frühlingszwiebel putzen, waschen und in feine Ringe schneiden.

3 Apfel waschen, um das Kerngehäuse herum dünne Scheiben abschneiden, dann in Stifte schneiden. Sofort mit Zitronensaft beträufeln.

4 Apfelessig mit Pfeffer und Senf verrühren, das Kürbiskernöl tropfenweise unterschlagen, bis die Sauce bindet. Saure Sahne unterrühren und die Sauce noch einmal abschmecken. Gemüse mit dem Dressing locker mischen und in ein Schüsselchen füllen.

5 Sesamsamen in einer Pfanne ohne Fett hellbraun rösten und über den angerichteten Salat streuen.

Eine Portion enthält:
114 Kilokalorien; 7 g Fett; 3,5 g Ballaststoffe; 3 mg Cholesterin; 39 mg Harnsäure; 77 mg Natrium; 303 mg Kalium; 29 mg Magnesium

Kerbel-Kartoffelsuppe mit Lachsstreifen

1 Schalotte schälen, in feine Würfel schneiden und in dem heißen Rapsöl glasig dünsten. Kartoffeln schälen, fein raspeln und kurz mitbraten. Danach mit der Gemüseessenz ablöschen und zugedeckt etwa 10 Minuten köcheln lassen.

2 Lauch waschen, in feine Ringe schneiden und zu der Suppe geben. Weitere 5 Minuten köcheln lassen.

3 Lachs quer zur Faser in ½ cm breite Streifen schneiden und in zwei vorgewärmte Suppenteller legen. Mit etwas Zitronensaft beträufeln und mit wenig, in feine Streifen geschnittener Zitronenschale bestreuen.

4 Kerbel oder Petersilie waschen, trockenschütteln und grob zerkleinern. Die Suppe mit Sahne und Pfeffer abschmecken, bis kurz vor dem Siedepunkt erhitzen, über den Lachs gießen und mit den Kräutern bestreuen.

Eine Portion enthält:
143 Kilokalorien; 9 g Fett; 1,9 g Ballaststoffe; 22 mg Cholesterin; 62 mg Harnsäure; 23 mg Natrium; 396 mg Kalium; 26 mg Magnesium

2 Portionen

58 mg

1 Schalotte (ersatzweise 1 kleine Zwiebel)

1 TL Rapsöl

100 g Kartoffeln, festkochend

200–400 ml Gemüseessenz

1 kleines Stück Lauch

50 g rohes Lachsfilet

Saft und Schale von ½ unbehandelten Zitrone

2 Zweige Kerbel oder Petersilie

2 EL süße Sahne

schwarzer Pfeffer

6 Portionen

107 mg

- 100 g getrocknete weiße Bohnen
- 1 Zwiebel
- 4 Knoblauchzehen
- 1 – 2 Karotten
- 2 Petersilienwurzeln
- ½ Stange Staudensellerie
- ½ Stange Lauch
- 100 g Weißkohl
- 500 g Tomaten
- 2 EL kaltgepreßtes Olivenöl (ersatzweise Rapsöl)
- 250 g Erbsen (tiefgekühlt)
- 250 g dicke grüne Bohnen (tiefgekühlt oder getrocknet und eingeweicht)
- 1 l heiße Gemüseessenz
- je 1 Zweig Rosmarin und Thymian
- 1 Lorbeerblatt
- schwarzer Pfeffer
- gemahlene Muskatnuß
- frischer Parmesan

Tip

Noch besser wird die Minestrone, wenn Sie 50 g Vollkornspaghetti in reichlich leicht gesalzenem Wasser bißfest kochen, abgießen und heiß dazu geben.

Bunte Minestrone

1 Die weißen Bohnen vorbereiten und bei schwacher Hitze etwa 30 Minuten köcheln lassen. Zwiebel, Knoblauchzehen, Karotten und Petersilienwurzeln schälen und in dünne Scheiben schneiden. Lauch und Staudensellerie waschen (eventuell harte Fasern abziehen) und in ca. ½ cm lange Stücke schneiden. Den Weißkohl putzen, den Strunk entfernen, die Blätter in dünne Scheiben schneiden.

2 Tomaten waschen und häuten, die Stielansätze entfernen und das Fleisch in kleine Würfel schneiden.

3 Olivenöl in einem großem Topf erhitzen. Die Zwiebel- und Knoblauchwürfel darin kurz anbraten. Karotten, Petersilienwurzeln, Sellerie, Lauch und Kohl hineingeben und alles 5 Minuten anbraten. Das übrige Gemüse dazugeben und die Gemüseessenz angießen. Die Suppe einmal aufkochen und dann bei kleiner Hitze weiterköcheln lassen.

4 Rosmarin und Thymian abbrausen, trockenschütteln und die Zweige sowie das Lorbeerblatt in die Suppe geben. Mit Pfeffer und Muskatnuß würzen. Alles weitere 15 Minuten köcheln lassen. Wenn das Gemüse gar ist, die Kräuterzweige und das Lorbeerblatt aus der Suppe nehmen. Die Suppe in vorgewärmte Teller füllen und den Parmesan darüberreiben.

Eine Portion enthält:

167 Kilokalorien; 4 g Fett; 8,7 g Ballaststoffe, 0 mg Cholesterin; 102 mg Harnsäure; 42 mg Natrium; 820 mg Kalium; 75 mg Magnesium

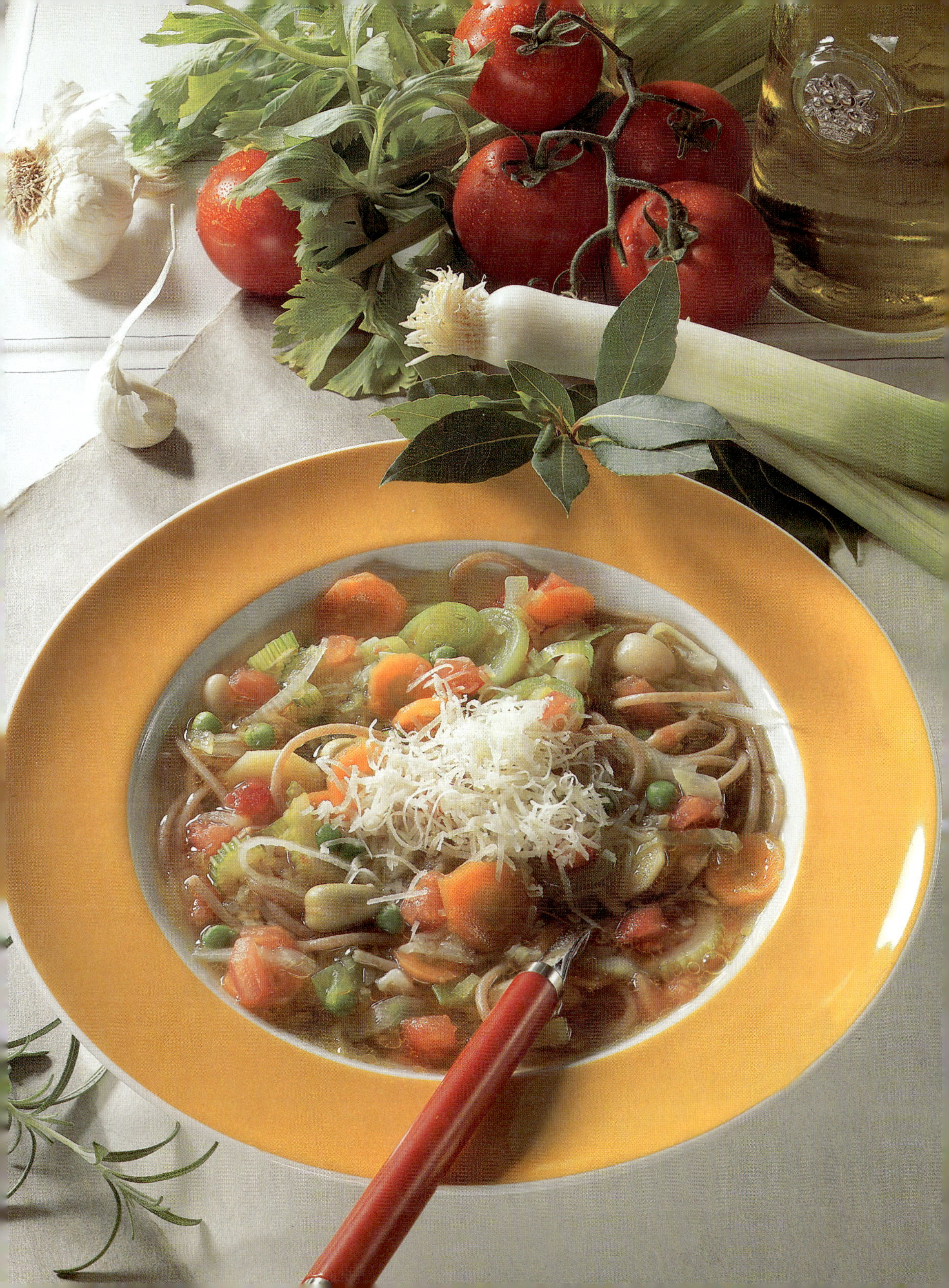

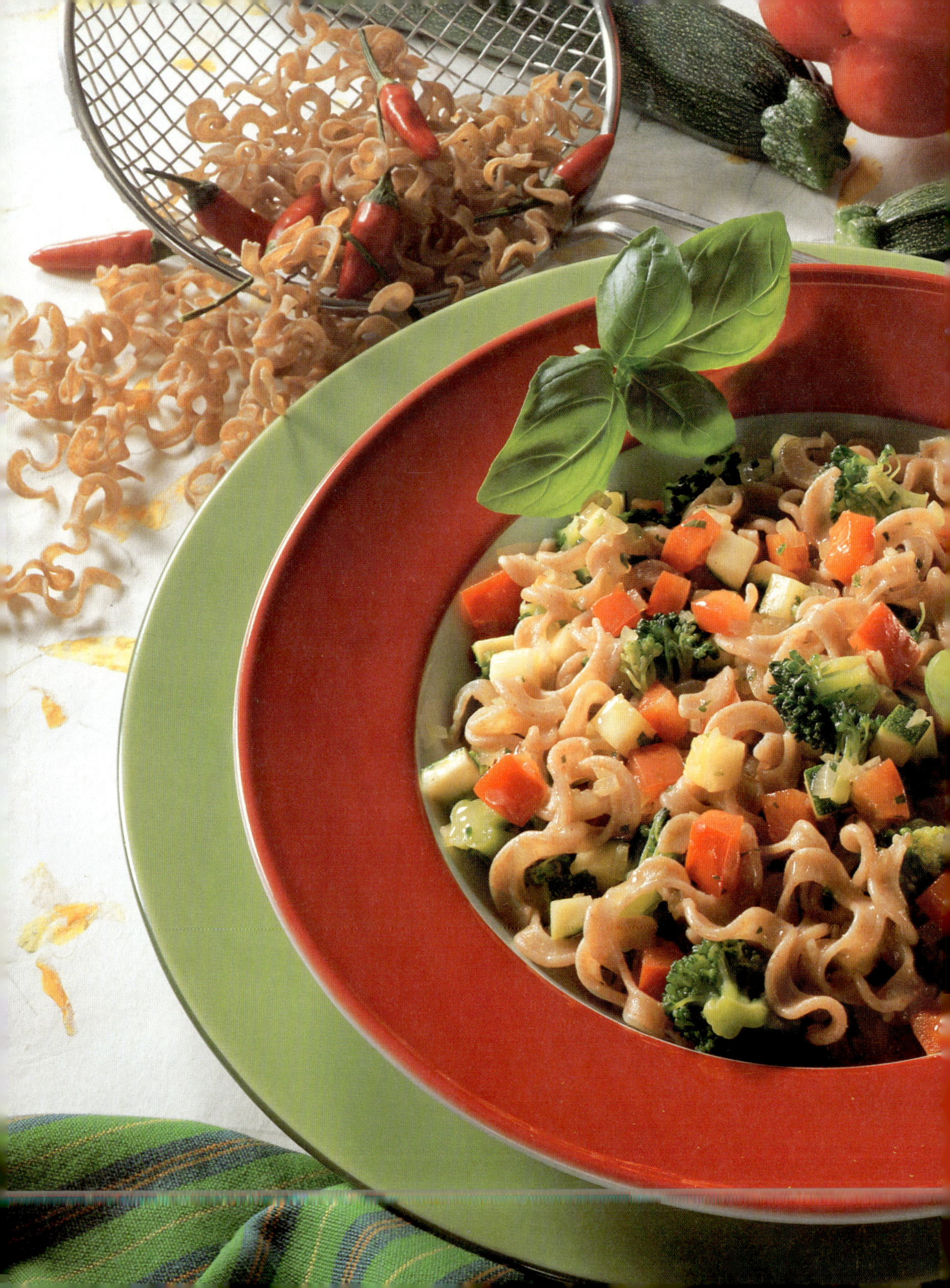

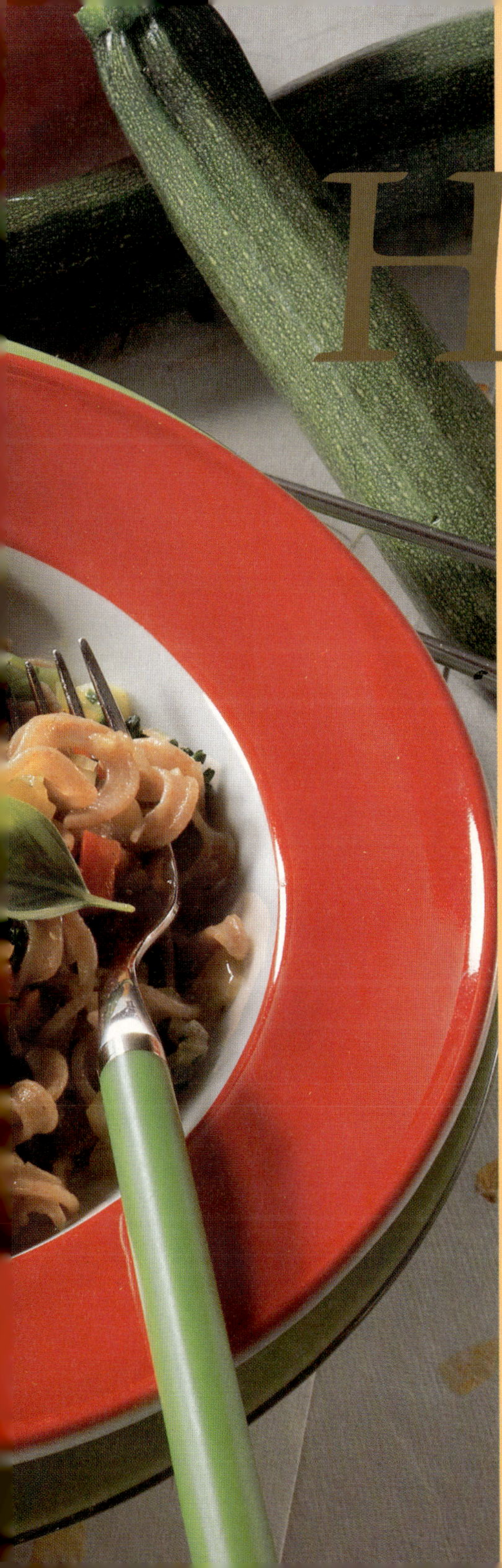

Hauptspeisen vom Feinsten

Hauptgerichte, die ohne viel Salz auskommen und die trotzdem schmackhaft und aromatisch sind, stellen wir Ihnen in diesem Kapitel vor. Ob Sie nun lieber Fisch oder Fleisch essen, ob Sie vegetarische Speisen bevorzugen oder gerne Fernöstliches kosten – mit unseren Hauptspeisen sind Sie bestens bedient. Wir haben für Sie frische Zutaten und nahrhafte Lebensmittel ausgesucht und sie zu Rezepten zusammengestellt, die kaum Wünsche offen lassen. Hier finden Sie Scharfes und Würziges, Bekanntes und Neues, Pikantes und Exotisches. Die meisten Rezepte sind für vier Personen berechnet, da Sie jedes unserer Gerichte wunderbar für eine kleine Feier oder für Gäste zubereiten können.

12 Portionen

71 mg

2 gehäufte EL frisch geschroteter Leinsamen
200 g Roggenvollkornmehl
1 Eigelb
etwas gem. Koriander
80 g Butter
Fett für die Form
1 EL ungeschälte Sesamsamen
3 kleine Zucchini
Gemüsessenz
1 Handvoll Sauerampfer
1 Handvoll Kerbel
1 – 1 ½ Knoblauchzehen
2 Eier
1 Becher saure Sahne (10 % Fett)
etwas Pfeffer aus der Mühle
1 Becher Joghurt (1,5 % Fett)
Zitronensaft

Zucchinitarte

1 Leinsamen mit Roggenvollkornmehl mischen und auf einem Backbrett aufhäufen. In die Mitte eine Mulde drücken.

2 Eigelb, Koriander und etwas Wasser in die Mulde geben, die in Flöckchen geteilte Butter auf dem Rand verteilen.

3 Zuerst Eigelb und Wasser mit etwas Mehl vom Rand verrühren, dann alles schnell zu einem glatten Teig kneten. Eine Teigkugel formen, mit Folie abdecken und etwa 30 Minuten kühl stellen.

4 Eine runde Tarteform (26 cm) fetten und gleichmäßig mit Sesamsamen ausstreuen.

5 Den Teig ausrollen, die Form auslegen und den Teig am Rand abschneiden. Bei 200 °C auf der mittleren Einschubleiste 15 Minuten vorbacken.

6 Unterdessen die Zucchini waschen und jeweils beide Enden abschneiden.

7 Zucchini in der Gemüseessenz 3 Minuten blanchieren, herausnehmen und längs in ½ cm dicke Scheiben schneiden.

8 Die Zucchinischeiben fächerförmig auf den vorgebackenen Teigboden legen. Sauerampfer und Kerbel abbrausen, trockenschütteln und fein hacken. Eine Knoblauchzehe schälen, zerdrücken und zusammen mit der Hälfte der Kräuter über die Zucchinischeiben streuen.

9 Eier mit saurer Sahne, den restlichen Kräutern und dem Pfeffer verrühren.

10 Die Eiermischung über die Zucchini gießen und die Tarte im vorgeheizten Backofen bei 200 °C auf der 2. Einschubleiste von oben 25–30 Minuten backen. Danach 5 Minuten im ausgeschalteten, geöffneten Backofen ruhen lassen.

11 Joghurt mit Zitronensaft und eventuell einer halben geschälten und zerdrückten Knoblauchzehe würzen. Zu der Zucchinitarte servieren.

Eine Portion enthält:
173 Kilokalorien; 11 g Fett; 4,1 g Ballaststoffe; 90 mg Cholesterin; 29 mg Harnsäure; 28 mg Natrium; 288 mg Kalium; 52 mg Magnesium

Tip

Eventuelle Reste schmecken auch kalt sehr gut.

4 Portionen

663 mg

800 g Kürbis
weißer Pfeffer aus der Mühle
etwas Zitronensaft
1 Tasse Weizen-vollkornmehl
2 Eier
2 Tassen Vollkorn-semmelbrösel
1 Stück unbehandelte Zitronenschale
800 g Kartoffeln
etwas getrockneter Rosmarin
2 EL kaltgepreßtes Olivenöl (ersatzweise Rapsöl)
4 EL Erdnußöl

Tip

Kaufen Sie möglichst zweimal in der Woche auf einem Gemüsemarkt frische Saisongemüse ein.

Kürbisschnitzel in Zitronenpanade und Kräuterkartoffeln vom Blech

1 Kürbis schälen und entkernen. Das Fruchtfleisch in etwa handtellergroße Schnitzel schneiden, pfeffern und mit Zitronensaft beträufeln. Zuerst in Mehl, dann in den verquirlten Eiern wenden. Semmelbrösel mit der kleingeschnittenen Zitronenschale mischen und die Kürbisscheiben anschließend darin wenden.

2 Kartoffeln gründlich waschen und abbürsten, ungeschält halbieren und mit Rosmarin bestreuen.

3 Ein Backblech mit Olivenöl bepinseln, die Kartoffelhälften mit der angeschnittenen Seite nach unten darauf legen und bei 200°C 30–40 Minuten backen.

4 Inzwischen die panierten Kürbisschnitzel in einer Pfanne mit dem Erdnußöl bei mittlerer Hitze goldgelb backen.

Eine Portion enthält:
627 Kilokalorien; 20 g Fett; 11,2 g Ballaststoffe; 109 mg Cholesterin; 98 mg Harnsäure; 261 mg Natrium; 1714 mg Kalium; 132 mg Magnesium

Pikanter Kartoffelkuchen

12 Portionen

348 mg

500 g festkochende Kartoffeln
150 g Weizenvollkornmehl
3 EL Weizenvollkorngrieß
1 Eigelb
Fett für die Form
400 g Zwiebeln
3 EL kaltgepreßtes Olivenöl (ersatzweise Rapsöl)
etwas frische Petersilie
500 g Steinchampignons
5 EL Sahne (30 % Fett)
3 EL Milch (1,5 % Fett)
150 g geriebenen Käse (30 % Fett. i. Tr.)

1 Kartoffeln mit der Schale gar kochen, pellen, durch die Kartoffelpresse drücken und etwas abkühlen lassen. Mit Mehl, Grieß und Eigelb mischen.

2 Kartoffelteig ausrollen und in eine gefettete Springform drücken, dabei einen 2 cm hohen Rand ziehen.

3 Zwiebeln schälen, in kleine Würfel schneiden und in dem heißen Olivenöl glasig dünsten.

4 Petersilie waschen, trockenschütteln und fein hacken. Steinchampignons putzen, waschen und in Scheiben schneiden. Beides zu den Zwiebeln geben. Eventuell etwas von der austretenden Pilzflüssigkeit abgießen, Sahne und Milch unterrühren.

5 Die Pilzmischung gleichmäßig auf dem Kartoffelteig verteilen und mit Käse bestreuen. Im Backofen bei 180 °C etwa 50 Minuten backen. Vor dem Verzehr kurz ruhen lassen.

Eine Portion enthält:

185 Kilokalorien; 8 g Fett; 3,7 g Ballaststoffe; 43 mg Cholesterin; 50 mg Harnsäure; 137 mg Natrium; 456 mg Kalium; 42 mg Magnesium

2 Portionen

51 mg

125 g eingeweichte Puy-Linsen (gibt's im Naturkostladen)
1 Zwiebel
1 kleine Karotte
50 g Knollensellerie
1 Bund Majoran
1 Ei
2 EL Grünkernmehl
schwarzer Pfeffer
1 TL kaltgepreßtes Olivenöl (ersatzweise Rapsöl)

Für die Sauce:
20 g Margarine
20 g Vollkornmehl
200 ml Gemüseessenz
3 EL Milch (1,5 % Fett)
schwarzer Pfeffer
etwas Currypulver und gem. Muskatnuß

Linsen-Gemüse-Küchle mit Currysauce

1 Puy-Linsen nach Packungsaufschrift garen.

2 Unterdessen Zwiebel, Karotte und Knollensellerie schälen und fein raspeln. Majoran abbrausen, trockenschütteln und hacken. Alles mit Linsen, Ei und Grünkernmehl mischen und mit Pfeffer würzen. Aus dem Teig »Küchle« formen und diese in Olivenöl ausbacken.

3 Margarine zerlassen und mit dem Vollkornmehl zur Mehlschwitze rühren. Gemüseessenz und Milch angießen, mit Pfeffer, Curry und Muskatnuß kräftig abschmecken.

Eine Portion Linsen enthält:
317 Kilokalorien; 7 g Fett; 10,1 g Ballaststoffe; 119 mg Cholesterin; 156 mg Harnsäure; 110 mg Natrium; 827 mg Kalium; 104 mg Magnesium

Eine Portion Currysauce enthält:
113 Kilokalorien; 9 g Fett; 0,9 g Ballaststoffe; 2 mg Cholesterin; 8 mg Harnsäure; 20 mg Natrium; 60 mg Kalium; 18 mg Magnesium

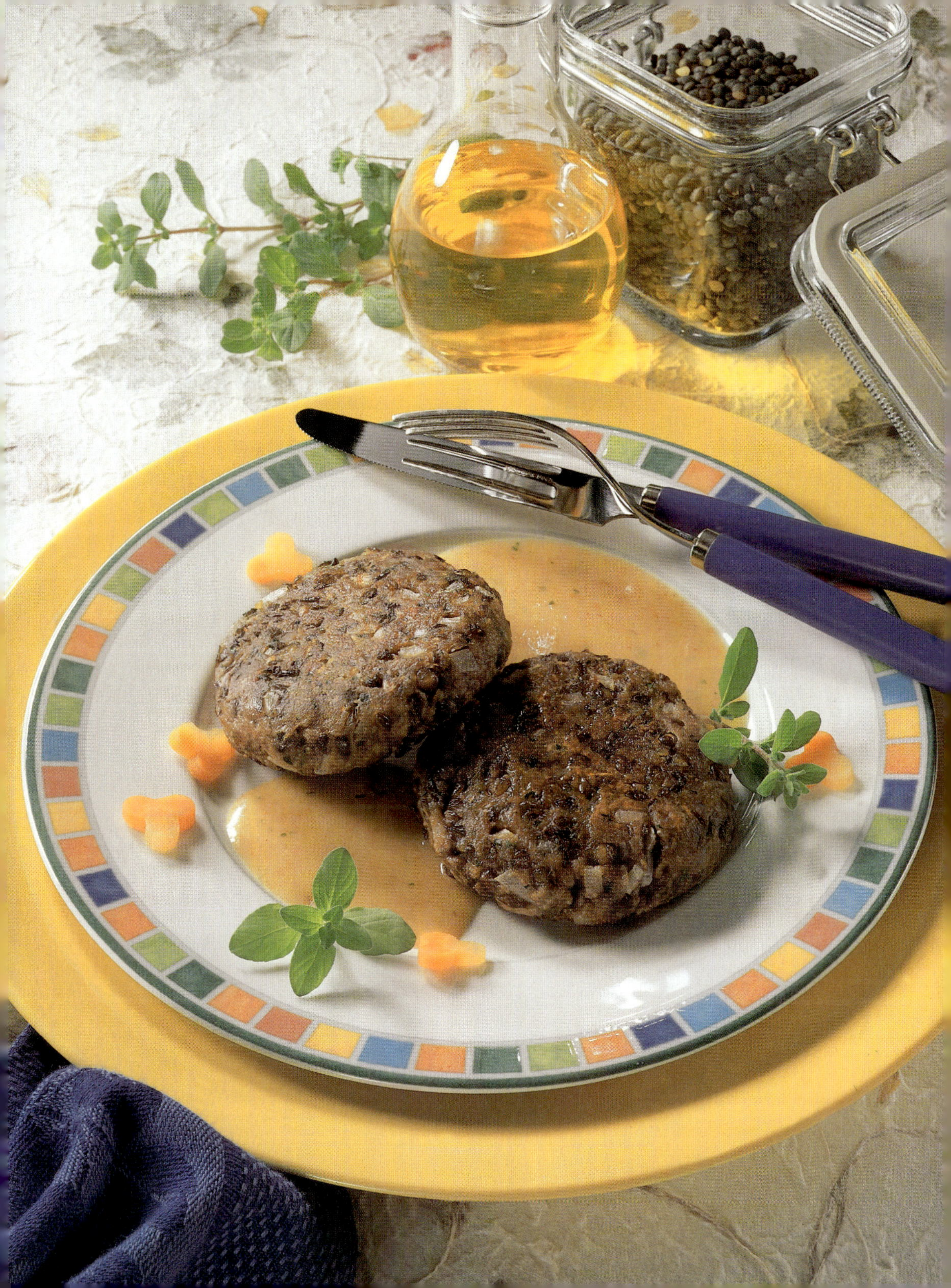

4 Portionen

1356 mg

400 g Vollkorn-lasagneblätter
3 l Gemüseessenz
160 g Zwiebeln
2 EL kaltgepreßtes Olivenöl (ersatzweise Rapsöl)
400 g Champignons
200 g Lauch
viele frische Kräuter (Oregano, Basilikum)
120 g Tomatenmark
schwarzer Pfeffer
eventuell 2 Knob-lauchzehen
Fett für die Form
200 g Tomaten
80 g geriebener Edamer (30 % Fett i. Tr.)
80 g geriebener Parmesan

Tip

Würzmittel wie Maggi, Sojasauce, gekörnte Brühe, Brüh- und Saucenwürfel, Ketchup, Senf und Mayonnaisen sowie fertige Fleischsaucen und Salatdressings sollten Sie nicht verwenden, da sie bis zu 20 % Salz enthalten können.

Lasagne mit frischen Pilzen

1 Lasagneblätter in Gemüseessenz bißfest garen.

2 Inzwischen die Zwiebeln schälen, in halbe Ringe schneiden und in Olivenöl glasig dünsten. Champignons putzen, waschen und halbieren oder vierteln. Lauch waschen und in Ringe schneiden. Beides zu den Zwiebeln geben und 5 Minuten mitdünsten.

3 Kräuter abbrausen, trockentupfen und klein hacken. Zusammen mit dem Tomatenmark und den geschälten, zerdrückten Knoblauchzehen unter das Gemüse rühren. Mit Pfeffer abschmecken.

4 Eine Auflaufform mit Öl auspinseln. Lasagneblätter und Gemüsemischung abwechselnd so einfüllen, daß eine Schicht Nudeln den Abschluß bildet. Tomaten waschen, von den Stielansätzen befreien und in Scheiben schneiden. Die obere Nudelschicht mit den Tomaten belegen, mit Edamer und Parmesan bestreuen. Bei 180 °C etwa 40 Minuten backen. Falls die Oberfläche zu sehr bräunt, decken Sie ein Stück Alufolie darüber.

Eine Portion enthält:
596 Kilokalorien; 20 g Fett; 16,7 g Ballaststoffe; 27 mg Cholesterin; 202 mg Harnsäure; 534 mg Natrium; 1493 mg Kalium; 185 mg Magnesium

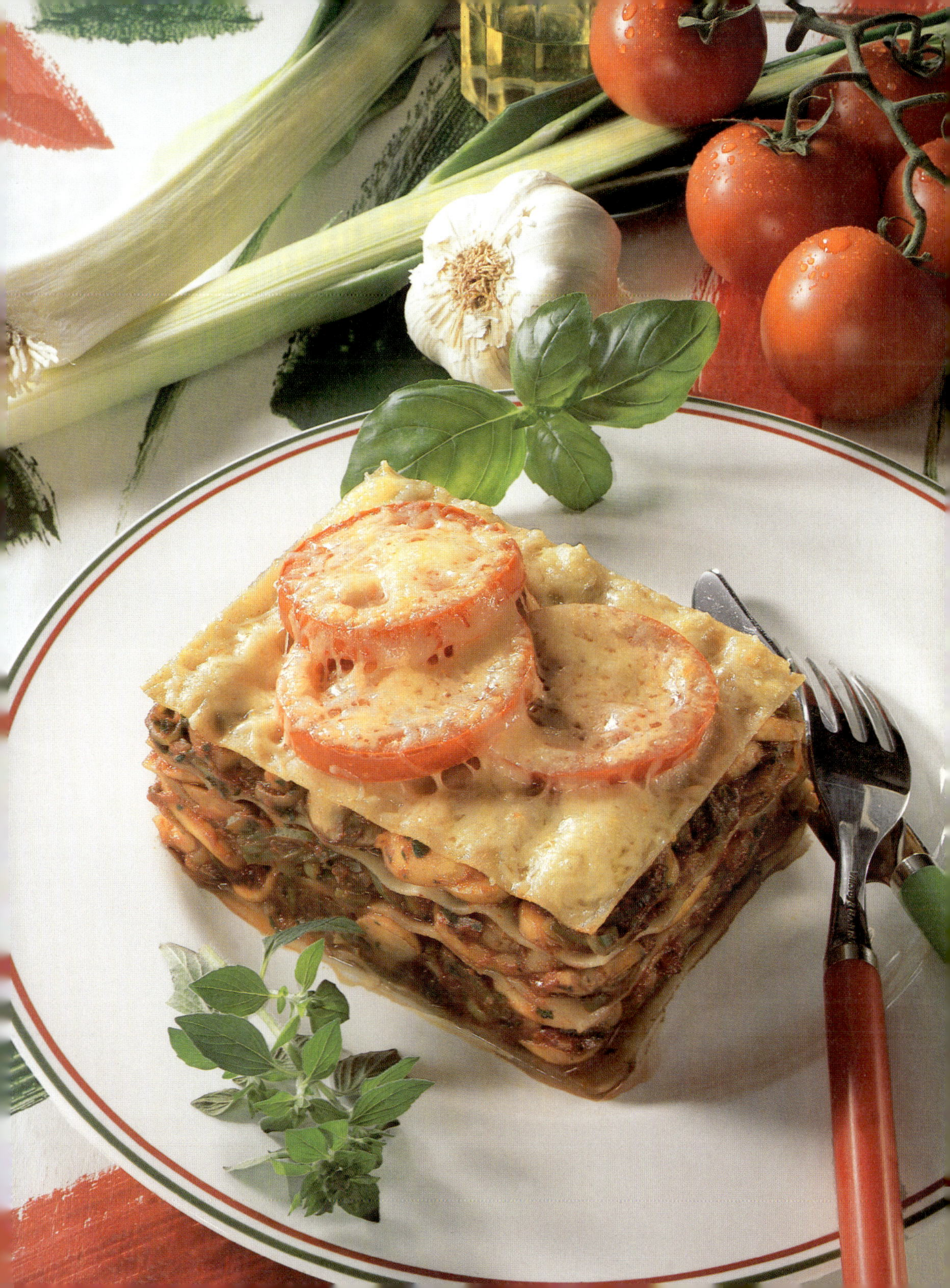

2 Portionen

119 mg

1 Spitzkohl
1 Chilischote
1 Zwiebel
1 EL kaltgepreßtes Olivenöl (ersatzweise Rapsöl)
Saft von 2 Orangen
⅛ l Apfelsaft
1 ½ TL milder Honig
1 Orange
2 kleine Äpfel
etwas Zitronensaft
schwarzer Pfeffer
gem. Muskatnuß
etwas frischer Koriander oder glatte Petersilie

Tip

Garen Sie Reis, Kartoffeln oder Nudeln in einer selbst zubereiteten Gemüsebrühe. In das Kochwasser können Sie auch eine mit Nelken gespickte Zwiebel, Zitronenschale oder Kümmel geben.

Spitzkohl in einer scharfen Orangenmarinade

1 Vom Spitzkohl die äußeren Blätter und den Strunk entfernen, den Kohl vierteln. Chilischote waschen, entkernen und ganz fein hacken (am besten mit Gummihandschuhen).

2 Zwiebel schälen, würfeln und in dem Olivenöl glasig dünsten. Orangen- und Apfelsaft sowie die Chilistückchen und den Honig dazugeben und einmal aufkochen lassen. Die Kohlviertel in den Sud geben und im geschlossenen Topf bei mittlerer Hitze etwa 5 Minuten dünsten.

3 Orange schälen, von der weißen Haut befreien und quer in Scheiben schneiden. Äpfel schälen, vierteln, entkernen und in Spalten schneiden. Das Obst zum Kohl geben und etwa 2 Minuten mitdünsten. Mit Zitronensaft, Pfeffer und Muskatnuß abschmecken.

4 Kräuter abbrausen, trockenschütteln, kleinhacken und zu dem Kohltopf geben.

Eine Portion enthält:
265 Kilokalorien; 7 g Fett; 9,5 g Ballaststoffe; 0 mg Cholesterin; 108 mg Harnsäure; 47 mg Natrium; 814 mg Kalium; 56 mg Magnesium

Schweinefilet in der Folie im Majoranmantel

2 Portionen

208 mg

- ½ Zwiebel
- 100 g Schweinefilet
- ½ TL Senf
- einige Majoranblättchen (Dost)
- etwas getr. Rosmarin und Thymian
- etwas Paprikapulver
- 1 ½ Tomaten

1 Zwiebel schälen, in Würfel schneiden und ohne Fett in einer Pfanne anrösten.

2 Das Schweinefilet in möglichst gleichmäßig große, etwa 3 cm dicke Streifen schneiden.

3 Aus Senf, Majoranblättchen, getrockneten Kräutern und Paprikapulver eine Marinade herstellen. Die Fleischstücke damit bestreichen.

4 Tomaten waschen, von den Stielansätzen befreien und in Scheiben schneiden.

5 Ein Backblech mit Alufolie auslegen und darauf das Fleisch legen. Tomaten und Zwiebeln darüber verteilen und die Folie sorgfältig verschließen.

6 Im Backofen bei ungefähr 200 °C 20 Minuten garen.

Eine Portion enthält:

131 Kilokalorien; 2 g Fett; 1,4 g Ballaststoffe; 70 mg Cholesterin; 164 mg Harnsäure; 82 mg Natrium; 608 mg Kalium; 40 mg Magnesium

1 Portion

488 mg

Sesamkartoffeln mit Kräuterfisch

3 kleine festkochende Kartoffeln
70 g saure Sahne (10 % Fett)
Saft von ½ Zitrone
2 – 3 EL frische, gehackte Kräuter (z. B. Petersilie, Kerbel, Schnittlauch, Dill oder Estragon)
schwarzer Pfeffer aus der Mühle
100 – 150 g Schollenfilet
Fett für die Form
1 TL Butter
1 EL Sesamsamen

Tip

Verzichten Sie möglichst auf stark verarbeitete Produkte, z. B. Fisch in Dosen, Kartoffelchips, Erbsen im Glas, Schweinefleisch als Wiener Würstchen etc. und auf alle Fertiggerichte.

1 Kartoffeln waschen, sorgfältig sauber bürsten und mit wenig Wasser garen. Den Ofen auf 220 °C vorheizen.

2 Saure Sahne mit Zitronensaft, Kräutern und Pfeffer zu einer Kräutercreme verrühren.

3 Schollenfilet waschen, trockentupfen, in eine flache, gefettete Auflaufform legen und mit der Kräutercreme übergießen. Etwa 20 Minuten im Backofen garen.

4 Die Butter in einer Pfanne zerlassen und die Kartoffeln zusammen mit den Sesamsamen darin etwa 3 Minuten von allen Seiten bräunen. Mit den Schollenfilets auf Tellern anrichten.

Eine Portion enthält:
478 Kilokalorien; 19 g Fett; 6,3 g Ballaststoffe; 108 mg Cholesterin; 241 mg Harnsäure; 192 mg Natrium; 1527 mg Kalium; 108 mg Magnesium

Variante:

Gut gebürstete rohe, kleine Kartoffeln längs halbieren, die Schnittstellen mit einer Mischung aus Kräutern der Provence (Thymian, Rosmarin, Oregano) und Pfeffer oder Paprikapulver bestreuen und auf einem voher gefetteten Backblech im Ofen etwa 30 – 45 Minuten knusprig backen. Dies ist eine leckere Alternative zu Omas nicht minder schmackhaften, aber doch leider sehr fetten Bratkartoffeln.

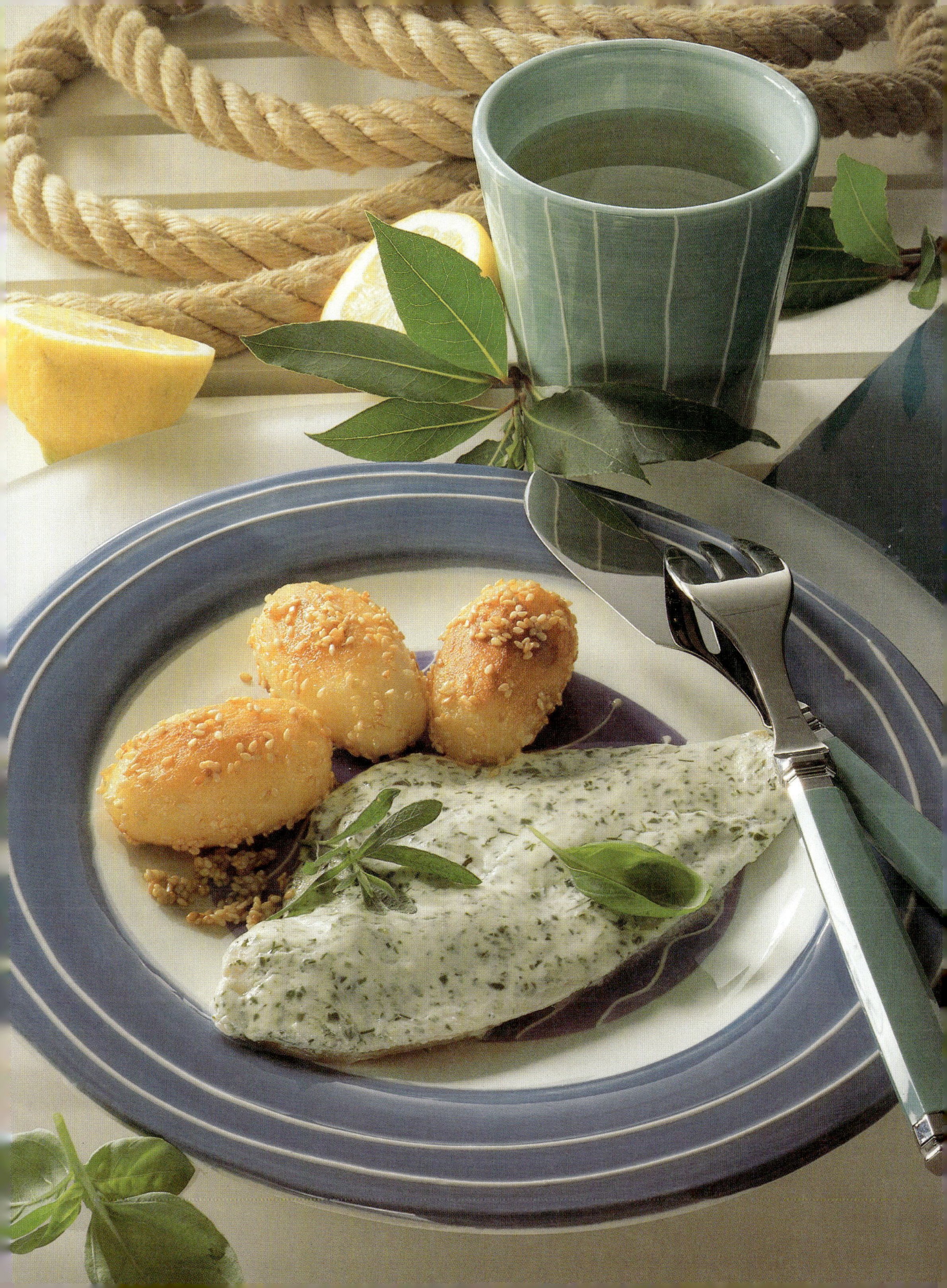

2 Portionen

145 mg

1 unbehandelte Zitrone
2 küchenfertige Forellen
einige Sauerampferblätter und Petersilienzweige
einige Pfefferkörner (rote, weiße und schwarze)
1 Lorbeerblatt
etwas Weißwein

Tip

Günstig sind Kochgeschirre, die den Eigengeschmack der Speisen verstärken. Besonders aromaschonende Garverfahren sind: Dampfgaren, Blanchieren, Braten im Bratschlauch, in Alufolie oder im Römertopf. Diese Zubereitungsarten sind besonders vorteilhaft, da sich zudem auch Fett und damit Kalorien einsparen lassen.

Forelle »blau« mit Sauerampfer

1 Zitrone heiß waschen und trockenreiben. Forellen unter fließendem Wasser waschen, trockentupfen und mit dem Saft von ½ Zitrone beträufeln.

2 Die andere Zitronenhälfte in Scheiben schneiden. Kräuter abbrausen, trockenschütteln und mit den Zitronenscheiben in die Forellenbäuche stecken.

3 Forellen zusammen mit Pfefferkörnern, Lorbeerblatt und Weißwein in einen Bratschlauch geben und im Backofen bei 180–200 °C etwa 25–30 Minuten garen.

Eine Portion enthält:
123 Kilokalorien; 3 g Fett; 0 g Ballaststoffe; 69 mg Cholesterin; 345 mg Harnsäure; 58 mg Natrium; 357 mg Kalium; 26 mg Magnesium

Grüne Heringe auf Kartoffelscheiben

1 Heringe unter fließendem Wasser waschen, die Flossen abschneiden und wegwerfen. Die Fische mit einem Küchentuch trockentupfen, pfeffern und mit Zitronensaft beträufeln.

2 Kartoffeln schälen und in dünne Scheiben schneiden. 2 Minuten in kochendes Wasser tauchen, herausnehmen und abtropfen lassen. Zwiebeln und Knoblauchzehen schälen und in Ringe bzw. Scheiben schneiden. Den Backofen auf 180 °C vorheizen.

3 Kartoffeln, Zwiebeln und Knoblauch mischen, pfeffern und in eine Eisenpfanne oder in eine Auflaufform geben. Die Heringe mit dem Bauch nach unten darauf setzen.

4 Rosmarin abbrausen, trockenschütteln und die Zweige auf die Heringe legen. Alles mit Olivenöl beträufeln und mit Weißwein begießen.

5 Die Pfanne oder Auflaufform mit Folie oder einem Deckel abdecken und das Gericht etwa 25 Minuten backen. Vor dem Servieren mit Petersilie bestreuen.

Eine Portion enthält:
478 Kilokalorien; 28 g Fett; 4,4 g Ballaststoffe; 106 mg Cholesterin; 268 mg Harnsäure; 147 mg Natrium; 1054 mg Kalium; 72 mg Magnesium

1 Portion

373 mg

2 frische, küchenfertige Heringe
schwarzer Pfeffer
Saft von ½ Zitrone
250 g Kartoffeln
100 g Zwiebeln
2 Knoblauchzehen
1 Zweig Rosmarin
2 EL kaltgepreßtes Olivenöl (ersatzweise Rapsöl)
75 ml Weißwein
1 - 2 EL fein gehackte Petersilie

Tip

Auch Meersalz, Jodsalz, fluoridiertes Salz und Steinsalz bestehen zu fast 100% aus Kochsalz. Kräutersalze, Selleriesalz, Knoblauchsalz, Tomatensalz und Vitaminsalze etc. enthalten immer noch 40–85% Kochsalz.

2 Portionen

53 mg

- 100 g Vollkornnudeln
- 2 rote Chilischoten
- 2 Zwiebeln
- 200 g Zucchini
- 150 g rote Paprika
- 100 g Broccoli
- 2 EL kaltgepreßtes Olivenöl (ersatzweise Rapsöl)
- etwas Gemüseessenz
- frische Saisonkräuter
- schwarzer Pfeffer
- Chilipulver

Tip

Pur genossen sind Obstsäfte sehr kalorienreich. Verdünnen Sie sie deshalb immer mit Wasser. Gemüsesäfte (Karotten, Tomaten, etc.) sind wegen ihres hohen Kochsalzgehaltes abzulehnen.

Schnelle Chilinudeln

1 Nudeln mit den entstielten und entkernten Chilischoten in Wasser garen.

2 Zwiebeln schälen und fein würfeln. Zucchini waschen und in Würfel schneiden. Paprika waschen, vom Stielansatz, den weißen Rippen und Kernen befreien und ebenfalls in Würfel schneiden. Broccoli waschen und in Röschen teilen.

3 Das gesamte Gemüse in Olivenöl andünsten, mit Gemüseessenz knapp bedecken und fertig garen.

4 Kräuter abbrausen, trockenschütteln und fein hacken. Das Gemüse mit Pfeffer, Chilipulver und Kräutern würzen und mit den Nudeln mischen.

Eine Portion enthält:
411 Kilokalorien; 22 g Fett; 11,9 g Ballaststoffe; 0 mg Cholesterin; 104 mg Harnsäure; 21 mg Natrium; 844 mg Kalium; 110 mg Magnesium

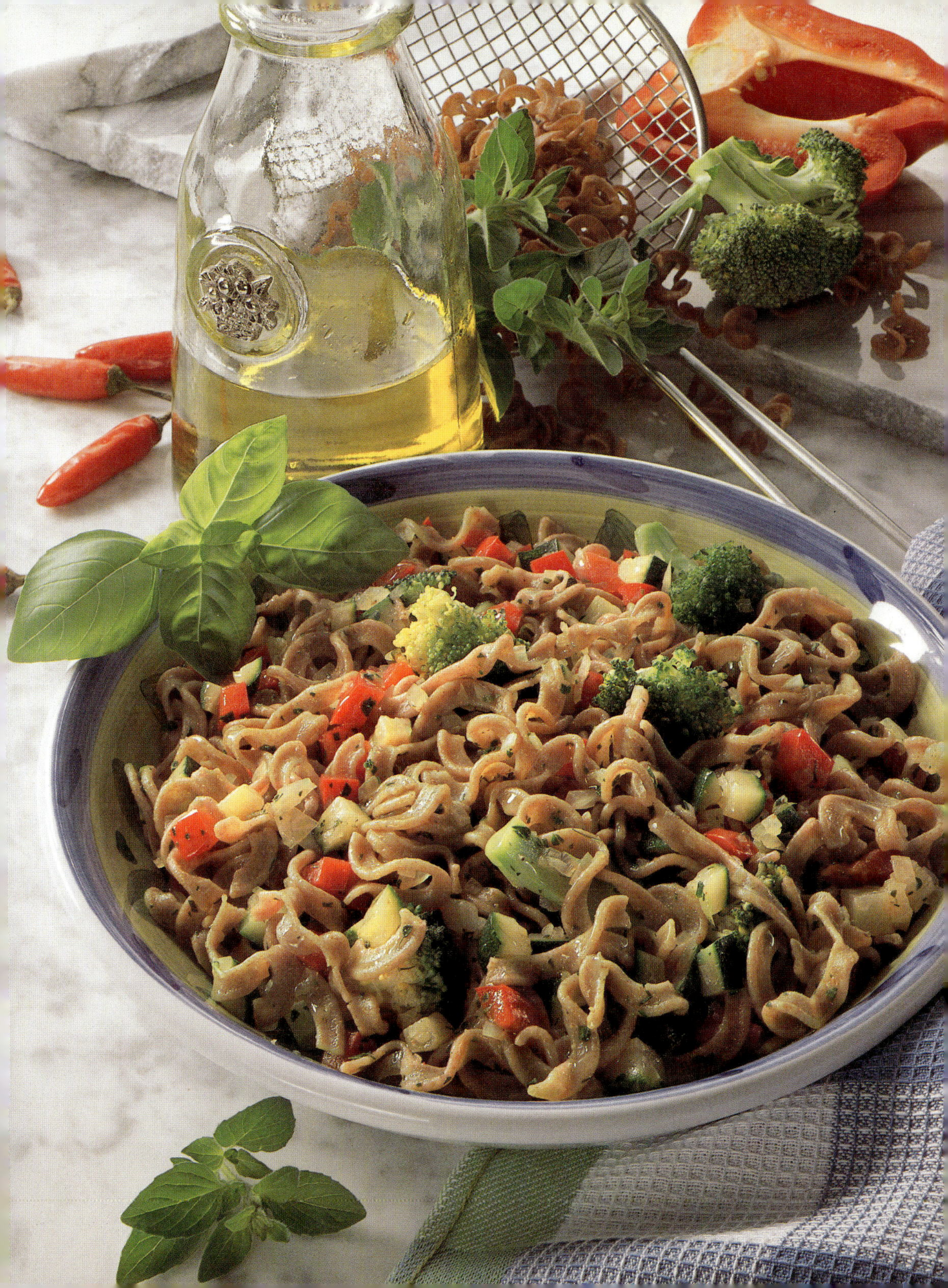

1 Portion

798 mg

1 Hähnchenkeule (ca. 200 g)
etwas Geflügelgewürz (siehe S.117)
1 EL kaltgepreßtes Olivenöl (ersatzweise Rapsöl)
⅛ l Gemüseessenz
3 Frühlingszwiebeln
4 Stangen Staudensellerie
½ rote Paprikaschote
2 EL Weißwein
etwas frischer Rosmarin und Basilikum
¼ TL Speisestärke
etwas Paprikapulver, rosenscharf
1 TL Zitronensaft

Frühlingsgemüse mit gebratener Hähnchenkeule

1 Hähnchenkeule kalt abspülen, trockentupfen und mit Geflügelgewürz würzen. Olivenöl in einer Pfanne erhitzen, die Hähnchenkeule darin von beiden Seiten knusprig-braun anbraten. Gemüseessenz angießen, einmal aufkochen und bei schwacher Hitze zugedeckt etwa 30 Minuten garen lassen.

2 Inzwischen Frühlingszwiebeln und Staudensellerie putzen, waschen und in dünne Ringe bzw. Stücke schneiden. Paprikaschote waschen, vom Stielansatz und den Kernen befreien und in feine Streifen schneiden.

3 Gemüse und Weißwein zur Hähnchenkeule geben und bei schwacher Hitze 8 – 10 Minuten garen, bis das Gemüse bißfest ist. Die Hähnchenkeule herausnehmen und warmstellen.

4 Rosmarin und Basilikum abbrausen, trockenschütteln und fein hacken. ¼ Teelöffel Speisestärke mit 1 Teelöffel kaltem Wasser anrühren und das Gemüse damit binden.

5 Noch einmal aufkochen lassen, mit Kräutern und Paprikapulver würzen und mit etwas Zitronensaft abschmecken.

Eine Portion enthält:
544 Kilokalorien; 33 g Fett; 8,5 g Ballaststoffe; 146 mg Cholesterin; 308 mg Harnsäure; 314 mg Natrium; 1266 mg Kalium; 101 mg Magnesium

Roggen-Kartoffelauflauf mit Dillsahne

4 Portionen

251 mg

- 100 g Roggen
- ½ l Gemüseessenz
- 150 g Zwiebeln
- 2 EL Rapsöl
- 3 Eier
- 300 g saure Sahne (10 % Fett)
- 750 g Kartoffeln
- schwarzer Pfeffer
- etwas gem. Muskatnuß und Piment
- Fett für die Form
- 1 Bund Dill

1 Roggen über Nacht in Wasser einweichen, dann 60 Minuten in der Gemüseessenz kochen (im Schnellkochtopf 30 Minuten).

2 Zwiebeln schälen, würfeln und in Rapsöl glasig dünsten. Den Roggen unterrühren.

3 Eier und 200 g saure Sahne verquirlen. Kartoffeln schälen, raffeln und sofort mit der Ei-Rahm-Mischung verrühren. Mit Pfeffer, Muskatnuß und Piment würzen. Eine Auflaufform fetten und abwechselnd Kartoffeln und Roggen hineinschichten. Den Auflauf bei 200 °C 60 Minuten goldbraun backen.

4 Dill abbrausen, trockenschütteln und fein hacken. Mit der restlichen Sahne verrühren. Den Auflauf auf vier Tellern anrichten und jeweils einen Klecks Dillsahne auf jede Portion geben.

Eine Portion enthält:

411 Kilokalorien; 18 g Fett; 8,5 g Ballaststoffe; 186 mg Cholesterin; 55 mg Harnsäure; 99 mg Natrium; 1121 mg Kalium; 87 mg Magnesium

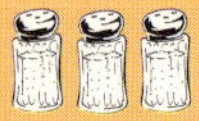

4 Portionen

328 mg

Knusprige Putenbrustrolle mit Lachsfüllung

- 200 g frischer Blattspinat oder Mangold
- 150 g Lachsfilet
- schwarzer Pfeffer
- 1 Zweig Estragon
- 500 g Putenbrust ohne Haut
- 1 EL Erdnußöl
- 2 EL Butter
- 2 EL Weizenvollkornmehl
- ½ l Gemüseessenz
- 2 EL saure Sahne (20 % Fett)
- einige Kerbelzweige

1 Blattspinat von den Stielen schneiden, waschen und die Blätter einige Minuten in kochendem Wasser blanchieren. Kalt abschrecken und abtropfen lassen.

2 Lachsfilet waschen, trockentupfen, mit Pfeffer würzen und mit dem abgebrausten und gehackten Estragon belegen. Das Filet in die Spinatblätter einwickeln. Die Putenbrust der Länge nach aufschneiden und etwas flach klopfen. Den eingewickelten Lachs hineinlegen, die Putenbrust wieder zusammenklappen und mit Garn zu einer Rolle binden. Mit etwas Pfeffer würzen. Die Putenrolle in einem Bräter zunächst mit dem Erdnußöl anbraten, dann mit dem Bräter in den Ofen stellen und 35–40 Minuten garen, bis sie leicht gebräunt ist. Das Fleisch herausnehmen und mit Alufolie bedeckt etwa 10 Minuten ruhen lassen.

3 Inzwischen aus der zerlassenen Butter und Mehl eine Mehlschwitze herstellen. Die Gemüseessenz unter Rühren angießen und kurz durchkochen lassen. Den aus der Putenrolle ausgetretenen Fond und die saure Sahne unterziehen, danach nicht mehr kochen lassen. Kerbel abbrausen, trockenschütteln und 2 Eßlöffel der Blätter hacken. Vor dem Servieren den gehackten Kerbel unter den Fond rühren und die Putenrolle mit Kerbelzweigen garnieren.

Eine Portion enthält:
440 Kilokalorien; 30 g Fett; 1,8 g Ballaststoffe; 139 mg Cholesterin; 343 mg Harnsäure; 129 mg Natrium; 824 mg Kalium; 79 mg Magnesium

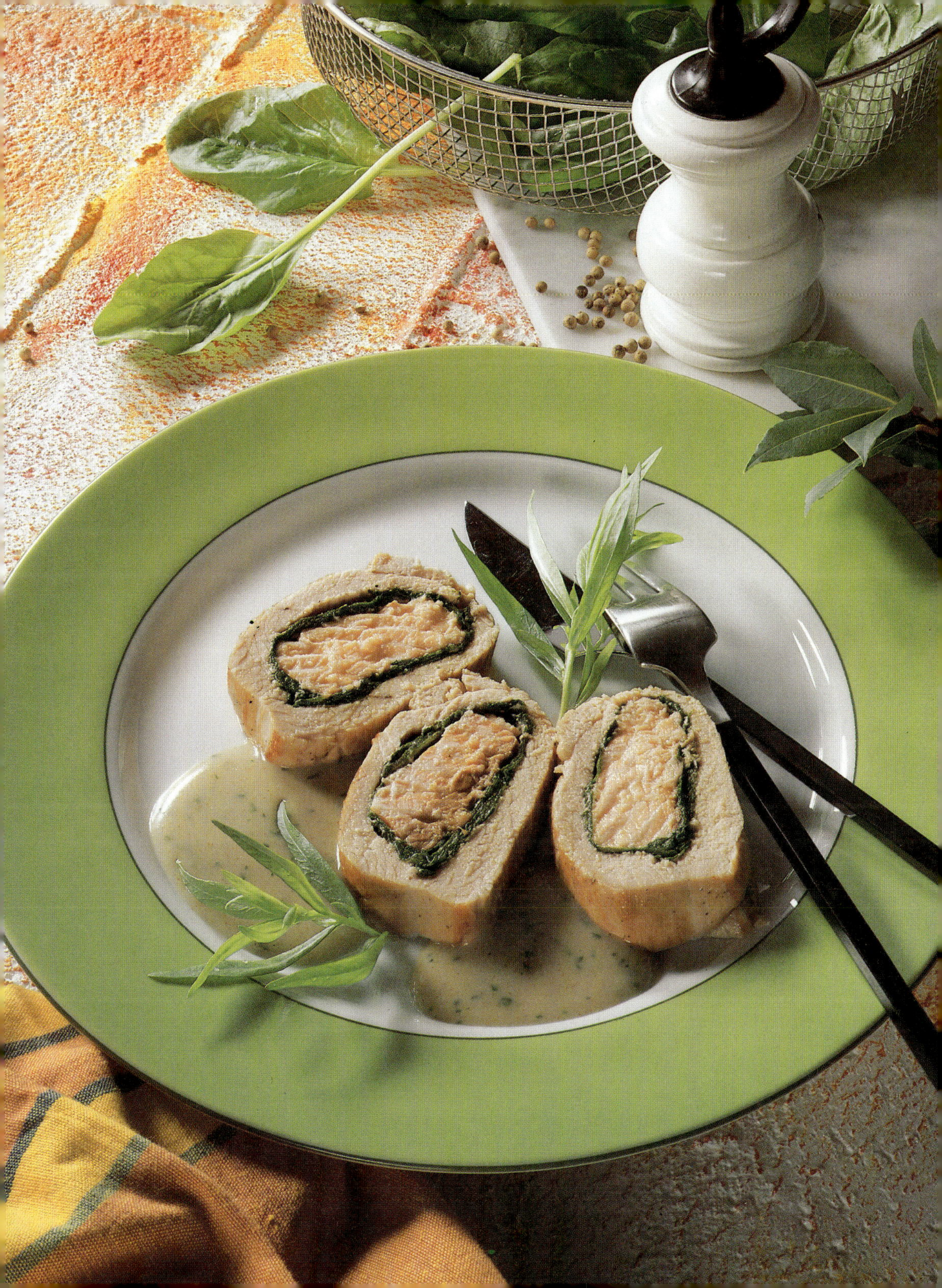

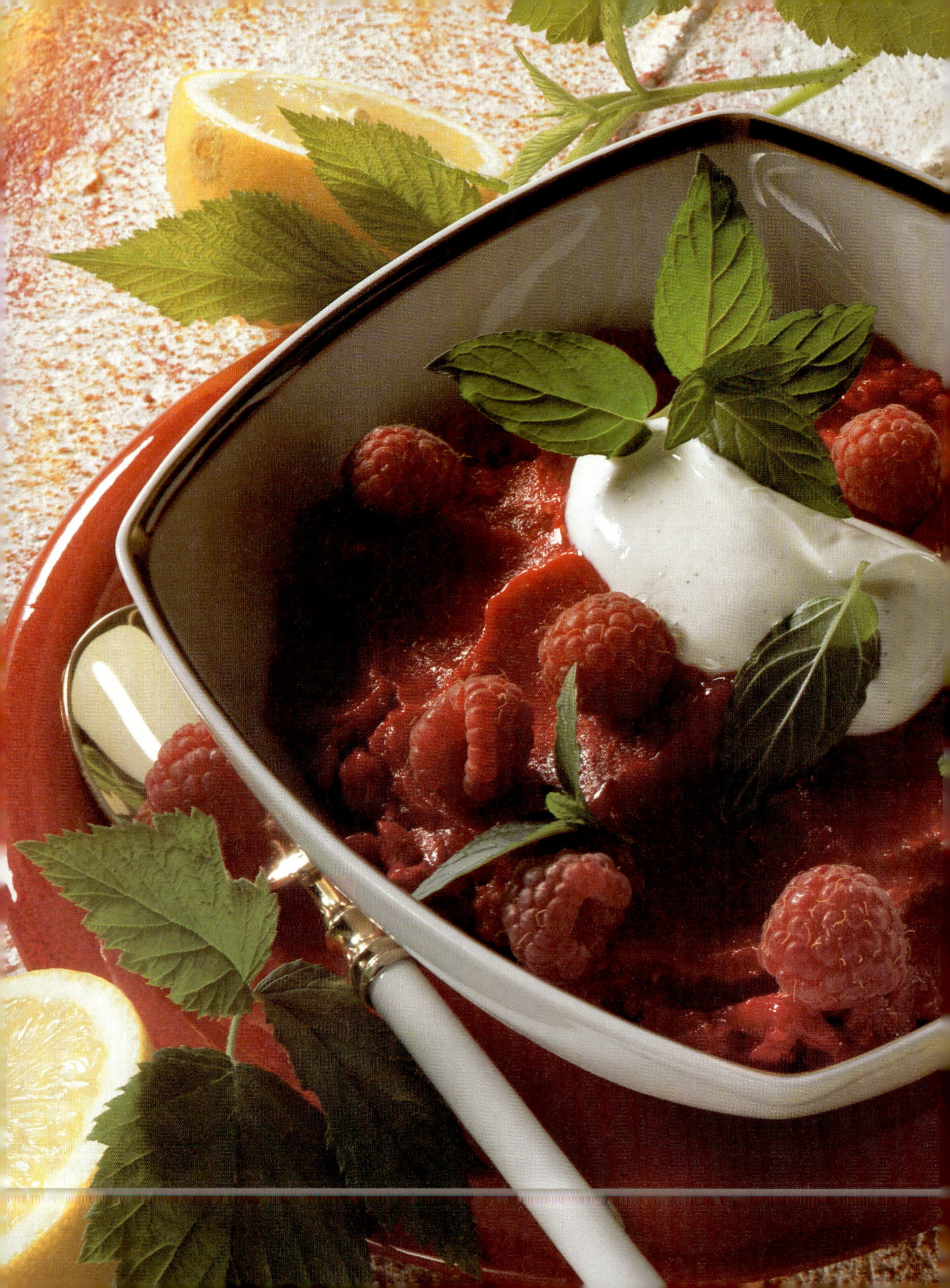

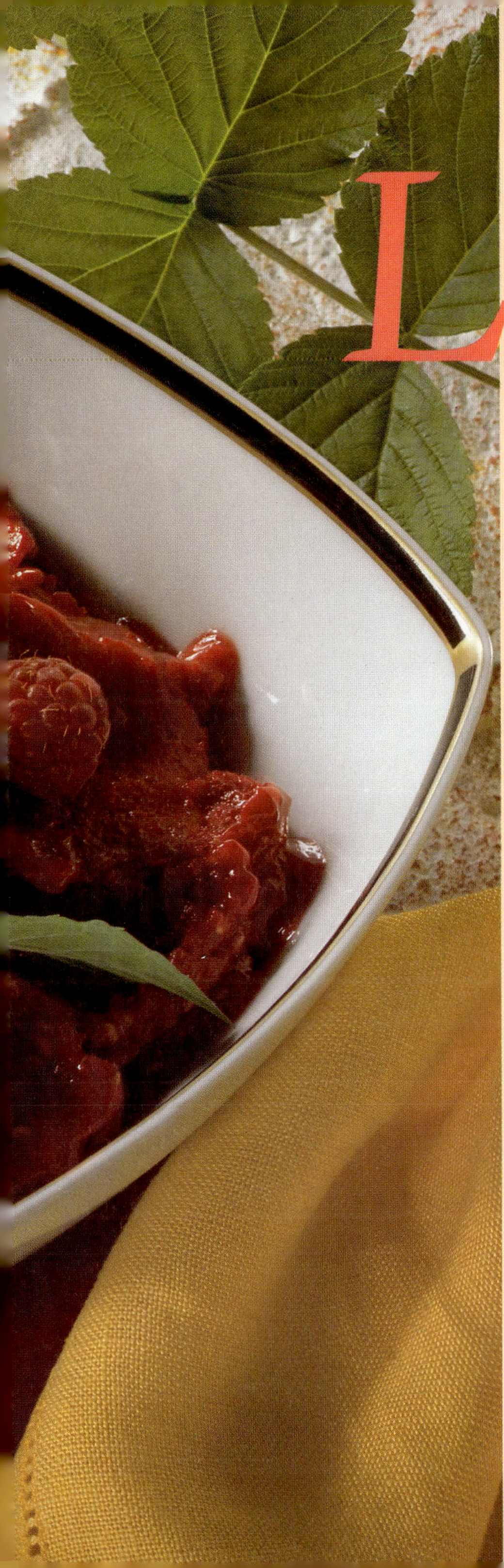

Leckereien vom »Dessert-Buffet«

Haben Sie nach dem Essen noch Appetit auf etwas Süßes? Sie brauchen auch darauf nicht zu verzichten. Ob Sie leckere Cremes lieben, süßes einheimisches Obst oder das aparte Aroma der Exoten schätzen – auf unserem Dessert-Buffet haben wir eine Auswahl »angerichtet«, bei der für jeden etwas dabei ist. Selbst erprobte Klassiker wie Birne Helène und erfrischende Sorbets fehlen nicht. Auch diese Rezepte sind wieder in einzelne Steps unterteilt, damit schon die Zubereitung ein wahres Vergnügen ist.

4 Portionen

20 mg

Apfelgratin mit Preiselbeeren

- 1 TL Butter
- 2 säuerliche Äpfel (Gravensteiner, Boskop oder Glockenapfel)
- etwas Zitronensaft
- 1 TL Honig
- je 2 EL süße Sahne und Milch (1,5 % Fett)
- 1 TL grob gehackte Haselnußkerne
- 1 EL Preiselbeerkompott oder -konfitüre

1 Backofen auf 220° vorheizen. Eine runde Gratinform mit Butter ausstreichen.

2 Äpfel schälen, das Kerngehäuse herausstechen und die Äpfel auf dem Gurkenhobel in feine Scheiben hobeln. Die Scheiben schuppenförmig in die Auflaufform schichten und mit Zitronensaft beträufeln.

3 Honig mit der Sahne glattrühren und rundherum am Rand der Form an die Äpfel gießen.

4 Haselnußkerne gleichmäßig auf das Gratin streuen und Preiselbeerkompott oder -konfitüre in Tupfen darauf setzen.

5 Die Form auf dem Rost in die Mittelschiene des heißen Backofens schieben. Das Gratin etwa 20 Minuten backen, bis die Äpfel weich sind und die Flüssigkeit aufgesogen ist. Eventuell zwischendurch noch etwas Milch nachgießen.

Eine Portion enthält:
84 Kilokalorien; 4 g Fett; 1,1 g Ballaststoffe; 10 mg Cholesterin; 9 mg Harnsäure; 8 mg Natrium; 103 mg Kalium; 7 mg Magnesium

Quinoa-Frischkäsecreme mit Kiwi-Bananensauce

6 Portionen

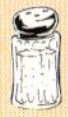

58 mg

100 g Quinoa
100 g süße Sahne
150 g Frischkäse (45 % Fett i. Tr.)
50 g Magerquark
Saft von je ½ Orange und ½ Zitrone
2 – 3 EL Honig
etwas gemahlener Zimt
50 g gehackte Mandeln
2 Bananen
4 Kiwis

1 Quinoa in ½ l Wasser aufkochen und auf kleiner Flamme ausquellen lassen, bis die Körner weich sind.

2 Sahne steifschlagen, mit Frischkäse und Magerquark mischen. Orangensaft und das erkaltete Quinoa darunterheben und mit Zitronensaft, Honig und Zimt abschmecken.

3 Mandeln ohne Fett in einer Pfanne rösten und auf die Creme streuen.

4 Bananen und Kiwis schälen und pürieren. Als Sauce separat zur Creme reichen.

Eine Portion enthält:
264 Kilokalorien; 12 g Fett; 4,6 g Ballaststoffe; 20 mg Cholesterin; 23 mg Harnsäure; 23 mg Natrium; 555 mg Kalium; 95 mg Magnesium

Himbeersorbet

2 Portionen

15 mg

300 g tiefgefrorene Himbeeren
½ EL Magerquark
1 TL Milch (1,5 % Fett)
etwas Zitronensaft
Mark aus ¼ Vanilleschote
2 EL Himbeergeist
etwas Süßstoff
einige Minzeblätter

1 Himbeeren in einer Schale etwas antauen lassen. Inzwischen den Magerquark mit Milch, Zitronensaft und Vanillemark glattrühren.

2 Die angetauten Himbeeren mit Himbeergeist und Süßstoff pürieren. Das Sorbet sofort in Dessertschalen füllen, mit der Quarkcreme und einigen Minzeblättern garnieren und sofort servieren.

Eine Portion enthält:
82 Kilokalorien; 1 g Fett; 10,1 g Ballaststoffe; 0 mg Cholesterin; 27 mg Harnsäure; 6 mg Natrium; 269 mg Kalium; 46 mg Magnesium

Birne mit Schokoladencreme

4 Portionen

53 mg

2 reife Birnen
60 g Dinkelmehl
1 EL Kakao
1 EL gemahlene Mandeln
etwas Zitronensaft
1 EL Zucker
500 ml Milch (1,5 % Fett)
60 g süße Sahne

1 Birnen halbieren und das Kerngehäuse entfernen. Jeweils eine Birnenhälfte mit der Schale nach oben in eine Dessertschale legen.

2 Das Mehl mit Kakao, Mandeln, Zitronensaft und Zucker mischen und mit 2 Eßlöffeln kalter Milch anrühren. Die übrige Milch aufkochen, die Mehlsauce einrühren und kurz aufkochen lassen. Diese Creme über die Birnenhälften geben. Mit der geschlagenen Sahne verzieren.

Eine Portion enthält:
238 Kilokalorien; 10 g Fett; 4,4 g Ballaststoffe; 21 mg Cholesterin; 12 mg Harnsäure; 69 mg Natrium; 422 mg Kalium; 60 mg Magnesium

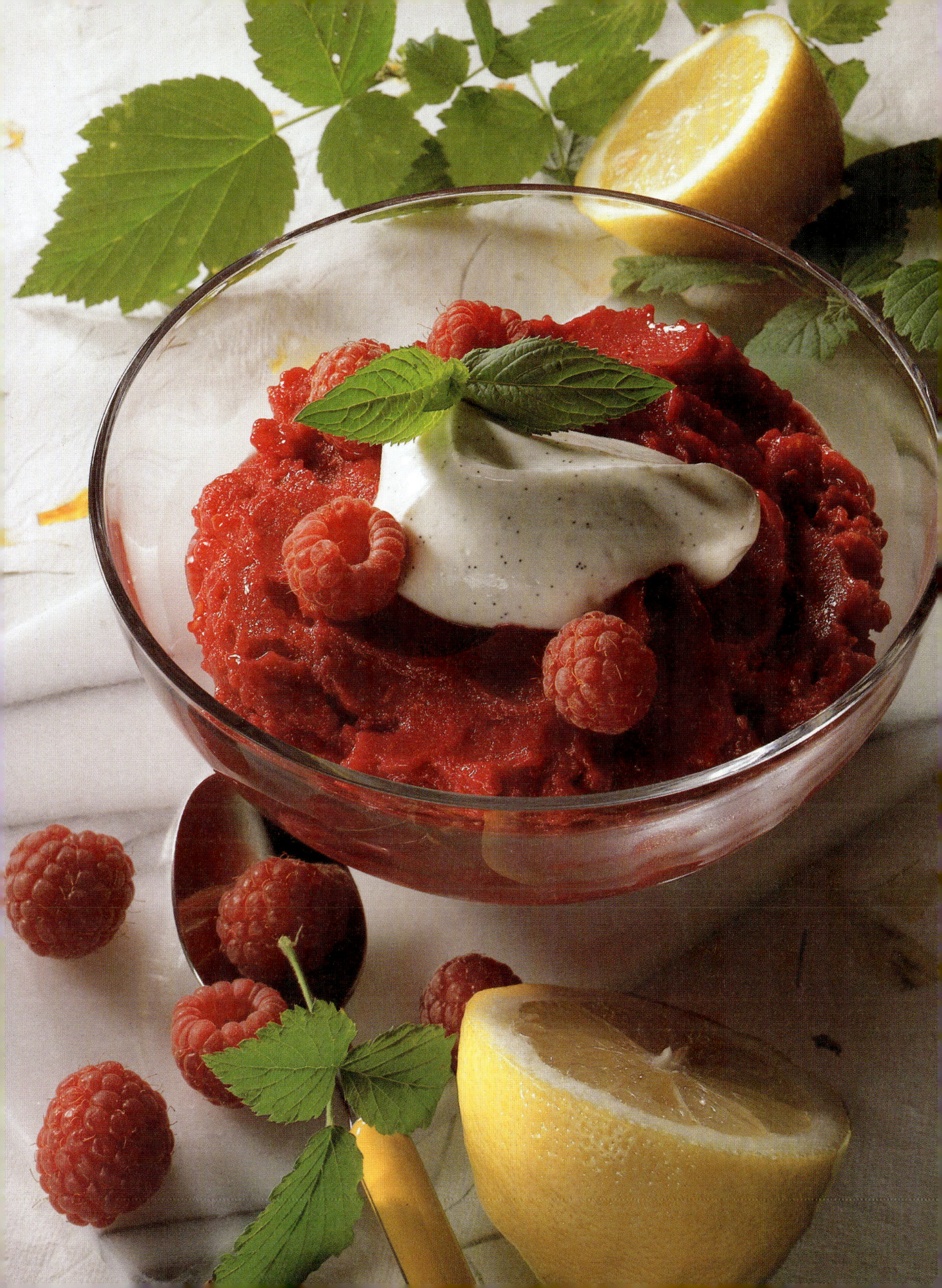

2 Portionen

117 mg

- 250 g Erdbeeren
- 150 g Dickmilch (1,5 % Fett)
- 2 EL süße Sahne
- 1 EL Birnendicksaft
- eventuell 1 TL Amaretto
- etwas abgeriebene Schale von einer unbehandelten Zitrone
- einige Blätter Zitronenmelisse

Erdbeeren mit Dickmilchcreme

1 Erdbeeren waschen, putzen, abtropfen lassen und je nach Größe halbieren oder vierteln. Dickmilch mit süßer Sahne und Birnendicksaft verrühren und cremig schlagen. Amaretto unter die Creme ziehen.

2 Erdbeeren abwechselnd mit der Creme so in eine Glasschüssel schichten, daß oben eine Schicht Erdbeeren liegt. Mit etwas Zitronenschale bestreuen und mit Zitronenmelisseblättchen garnieren.

Eine Portion enthält:
139 Kilokalorien; 6 g Fett; 2,5 g Ballaststoffe; 18 mg Cholesterin; 31 mg Harnsäure; 46 mg Natrium; 311 mg Kalium; 29 mg Magnesium

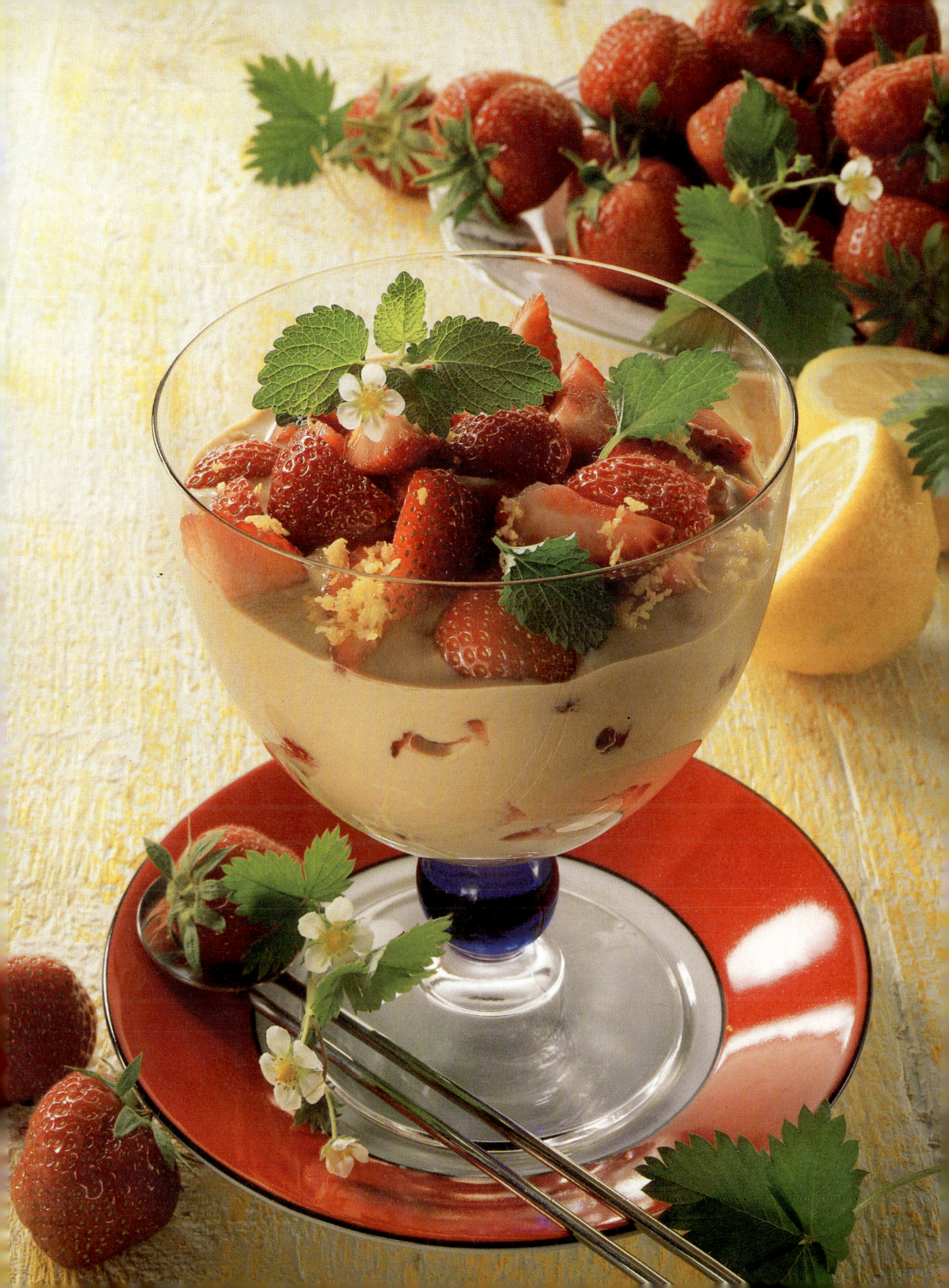

6 Portionen

99 mg

4 Kiwis	
400 g grüne Trauben	
1 Zuckermelone (z. B. Honig- oder Netzmelone)	
2 Birnen	
Saft von 1 Zitrone	
1 unbehandelte Limette	
200 g Frischkäse (45 % Fett i. Tr.)	
¼ l Milch (1,5 % Fett)	

Grüner Obstsalat mit Limetten in Frischkäsesauce

1 Kiwis schälen, längs halbieren und in Scheiben schneiden. Trauben waschen, von den Stielen zupfen, halbieren und eventuell entkernen.

2 Melone ebenfalls halbieren, die Kerne mit einem Löffel herausschaben und das Fruchtfleisch würfeln.

3 Birnen waschen, vierteln und das Kerngehäuse herausschneiden. Die Birnenviertel quer in Scheiben schneiden.

4 Alle vorbereiteten Zutaten vorsichtig mischen und mit dem Zitronensaft beträufeln. Limette heiß waschen und abtrocknen. Die Schale abreiben und die Frucht auspressen. Dann den Saft und die Hälfte der Schale unter den Salat mischen.

5 Frischkäse mit Milch glattrühren, mit dem Rest der Limettenschale bestreuen und zum Obstsalat servieren.

Eine Portion enthält:
184 Kilokalorien; 3 g Fett; 3,6 g Ballaststoffe; 8 mg Cholesterin; 45 mg Harnsäure; 39 mg Natrium; 552 mg Kalium; 32 mg Magnesium

Orangen-Quarkspeise

2 Portionen

226 mg

- ¼ l Milch (1,5 % Fett)
- ½ Pck. Vanillepuddingpulver
- etwas Süßstoff
- 1 ½ unbehandelte Orangen
- 125 g Magerquark
- gehackte Pistazienkerne zum Garnieren

1 Von der Milch 2 Eßlöffel abnehmen und damit das Vanillepuddigpulver anrühren.

2 Restliche Milch zum Kochen bringen und das angerührte Puddingpulver einrühren. Kurz aufkochen lassen, mit Süßstoff abschmecken und im kalten Wasserbad oder im Kühlschrank unter gelegentlichem Umrühren abkühlen lassen.

3 Orangen heiß abspülen und von einer halben Orange die Schale abreiben. Die andere Orange schälen, das gesamte Fruchtfleisch in kleine Stücke schneiden und dabei den Saft auffangen.

4 Den lauwarmen Pudding mit Magerquark und Orangensaft verrühren. Orangenstückchen unterrühren, in Glasschälchen abfüllen und kalt stellen.

5 Vor dem Servieren mit Pistazienkernen garnieren.

Eine Portion enthält:
208 Kilokalorien; 5 g Fett; 2 g Ballaststoffe; 8 mg Cholesterin; 15 mg Harnsäure; 89 mg Natrium; 460 mg Kalium; 39 mg Magnesium

Pikante Gewürzmischungen

Ein erstaunliches Phänomen ist, daß Menschen, die bereits einen erhöhten Blutdruck haben, liebend gerne besonders scharf gewürzte Speisen essen. Viele von ihnen haben eine Schwäche für thailändische oder mexikanische Küche und sind erst zufrieden, wenn sie noch ein wenig von der scharfen roten Sauce genommen haben. Dann wird meist noch einmal gut nachgesalzen und richtig gepfeffert, bis das Essen so gewürzt ist, daß es ihnen richtig gut schmeckt. Hand aufs Herz: Haben auch Sie mindestes eine Flasche Tabasco im Gewürzregal und wohlgefüllte Salzstreuer auf dem Tisch? Natürlich können und werden wir Ihnen nicht vorschreiben, was Ihnen schmeckt, aber Sie sollen wissen, daß Ihre »Sehn-Sucht« nach überwürztem Essen ein Zeichen Ihrer Erkrankung ist. Die Salz- und Gewürzmischungen, die wir Ihnen auf den folgenden Seiten anbieten, haben es alle ganz schön »in sich«, sie sind alle salzreduziert und eine echte Alternative zu Salz.

Sparsalz

Zutaten

5 g Kochsalz
5 g Ersatzsalz
0,5 g Kümmel

1 Zu gleichen Gewichtsanteilen Kochsalz und Kaliumchlorid (Naturkostläden; Reformhaus) mischen.

2 Zur Verstärkung des Geschmacks etwa 0,5 g Kümmel im Mörser fein zermahlen und untermischen.

Dieses Salz enthält in 1 g ca. 200 mg Natrium und ist bei einer Kost mit insgesamt 1 g Kochsalz pro Tag nicht geeignet.

»Sparsalz«

Zutaten

2 EL Thymian
2 EL Majoran
2 EL Salbei
1 EL Sparsalz

1 Getrocknete französische Kräuter im Mörser fein zermahlen, damit sich die Aromen entfalten können. Das Mischverhältnis besteht aus 2 Teilen Kräutern sowie 1 Teil Sparsalz.

Achtung: 1 g selbstgemachtes Kräutersalz enthält ca. 100 mg Natrium und istbei einer Kost mit insgesamt 1 g Kochsalz pro Tag nicht geeignet.

Senf

Zutaten

8 gehäufte EL engl. Senfmehl
8 EL Wasser
3 EL Honig
2 EL kaltgepreßtes Öl
4–6 EL Weinessig
weißer Pfeffer

1 Senfmehl mit Wasser glattrühren und 10 Minuten stehen lassen.

2 Honig, Öl und Essig zufügen und alles zu einer homogenen Masse verrühren.

3 Mit Pfeffer würzen und in ein Glas mit Schraubverschluß füllen.

Tomatenmark

Zutaten

- 1 kg Tomaten
- ¼ Bund Basilikum
- ¼ Bund Thymian
- 2 Knoblauchzehen
- 2 EL Olivenöl
- etwas gem. weißer Pfeffer

1 Tomaten waschen, vom grünen Stielansatz befreien, kleinschneiden und pürieren.

2 Basilikum und Thymian abbrausen, trockenschütteln und fein hacken. Knoblauchzehen schälen, zerdrücken und mit dem Olivenöl verrühren.

3 Das Tomatenpüree mit Kräutern, Knoblauch und Pfeffer mischen und sofort einfrieren.

Tomatenketchup

Zutaten

- 400 g Zwiebeln
- 1 EL kaltgepreßtes Öl
- 1,5 kg Tomaten
- 2 TL gem. Pfeffer
- ½ TL Zimt
- 1 Msp. gem. Nelken
- 1 Msp. Cayennepfeffer
- 3 TL Honig
- 40 ml Obstessig

1 Zwiebeln schälen und in Scheiben schneiden. In dem heißen Olivenöl anschwitzen.

2 Tomaten waschen, den Stielansatz entfernen, kleinschneiden, zu den Zwiebeln geben und etwa 20 Minuten mitdünsten. Anschließend durch ein feines Sieb in einen Topf streichen.

3 Das Mus bei mittlerer Hitze zu einer dicken Paste einkochen, mit Gewürzen, Honig und Obstessig abschmecken und noch zweimal aufkochen lassen.

4 Das Ketchup in heiße, sterile Flaschen füllen und diese sofort verschließen.

Mexikanisches Chilipulver

2 Teile Chilipulver
1 Teil zerdrückter Kreuzkümmel
1 Teil getrockneter Oregano
1 Teil Knoblauchpulver

Einlegegewürz

1 Teil ganzes Piment
1 Teil ganze Chili
1 Teil Zimtstange
1 Teil ganze Nelken
1 Teil frischer Ingwer, gerieben
1 Teil Senfsamen
1 Teil schwarze Pfefferkörner

Grillgewürz

1 Teil Chilipulver
1 Teil Knoblauchpulver
2 Teile getrockneter Oregano
1 Teil zerdrückter Kreuzkümmel
1 Teil Zwiebelpulver
1 Teil zerdrückte Selleriesamen
1 Teil Paprika
1 Teil brauner Zucker

Hähnchengewürz

1 Teil Knoblauchpulver
¼ Teil Paprika
⅛ Teil gemahlener Zimt
⅛ Teil Estragon
⅛ Teil Pfeffer

Geflügelgewürz

2 EL Kurkuma (Gelbwurz)
1 EL Ingwer, gemahlen
1 EL weißer Pfeffer, gemahlen
2 EL Zitronenschalenaroma (Granulat)
1 EL Zitronensäurepulver (Apotheke)
1 TL Orangenschalenaroma (Granulat)
1 EL Paprikapulver, edelsüß

Lammgewürz

1 Teil Oregano
½ Teil zerdrückter Pfeffer
½ Teil zerbröseltes Lorbeerblatt
½ Teil Basilikum

Currygewürz

2 TL Kurkuma (Gelbwurz)
1 TL Koriander, gemahlen
1 TL Senfpulver
1 TL Ingwer, gemahlen
1 TL Kreuzkümmel, gemahlen
1 TL schwarzer Pfeffer, gemahlen
1 TL Chilipulver
1 Msp. Kardamom, ½ TL Zimt

Pizzagewürz

2 TL Basilikum
1 TL Oregano
1 TL Rosmarin
½ TL Thymian
1 TL schwarzer Pfeffer
¼ TL Cayennepfeffer

Anhang

Im Anhang unseres Buches finden Sie eine Zusammenstellung von Informationen, die den Hauptteil des Buches ergänzen und vertiefen:

- Die folgende Tabelle ausgewählter Gewürze und Küchenkräuter soll Ihr Interesse für das Kochen mit natürlichen Heilsubstanzen wecken.
- Eine Übersicht über die natriumärmsten Heil- und Mineral-Wässer steht auf Seite 123.
- Aus dem neuen Natriumführer zitieren wir die wichtigsten Werte.

Ausgewählte Gewürze und Küchenkräuter

Frische Küchenkräuter und Gewürze können Kochsalz problemlos ersetzen, wenn sie richtig verwendet werden.

5 Tips für den richtigen Umgang

- Frische Kräuter schonend behandeln und erst kurz vor der Verwendung hacken und den Speisen am Ende des Kochens zufügen.
- Wenn frische Kräuter nur kurze Zeit aufbewahrt werden, hebt man sie am besten in einen Frischhaltebeutel im Kühlschrank auf.
- Getrocknete Kräuter und Gewürze in gut verschließbaren Gefäßen vor Licht, Feuchtigkeit und Luft schützen.
- Vor der Verwendung werden getrocknete Gewürze im Mörser zerkleinert, damit die Aromen und ätherischen Öle freigesetzt werden.
- Beim Kauf von getrockneten Kräutern im Winter entscheiden Sie sich lieber für eine kleine Menge und vakuumverpackte Ware. Gewürzkörner vor der Zubereitung frisch vermahlen. Es lohnt sich!

Wichtig:
Die Bedeutung der Zeichen in der Tabelle:
+ = anregend, fördernd;
- = hemmend, abschwächend

Wie vielfältig die Geschmacksvarianten zu den jeweils passenden Gerichten sein können, zeigt folgende Auswahl an Blatt-, Samen- und Wurzelgewürzen, die exclusiv für eine salzreduzierte Kost von uns zusammengestellt wurde.

Gewürz/Küchenkraut	Wirkung	Verwendung
Anis, *Pimpinella anisum*	krampflösend, Blähungen - schleimlösend, milchflußfördernd	Kuchen, Gebäcke, Brote, Wildgerichte, Rot- und Weißkohl, Liköre
Bärlauch, *Allium ursinum*		Fleisch, Fisch, Kartoffeln, Nudelgerichte, Suppen, Saucen, Dressings, Rohkost, Frischkäse (nur frisch)
Basilikum, *Ocimum basilicum*	Verdauung +, Blähungen -	Nudelgerichte, Tomate, Blattsalate, Sommergemüse (nur frisch verwenden)
Beifuß, *Artemisia vulgaris*	Verdauung +, Blähungen -	Fleischgerichte, Kräuterliköre
Bockshornklee, *Trigonella foenum-graecum*	Nagelbettentzündungen, Atemwegsentzündungen	Kartoffelgerichte, Schabzigerbutter, Kürbis, Karotte, Sprossen, Curry
Bohnenkraut, *Satureja hortensis*	Verdauung +, Blähungen - Magen-Darm-Entzündungen	Eintöpfe, Bohnen, Kartoffel Gurken, Hülsenfrüchte
Borretsch, *Borago officinalis*	Depressionen - nervöse Herzschwäche -	Sommergemüse, Salate, Joghurtdressings
Cardamom, *Elleteria cardamomum*		Getreideaufstriche, Brote, Weihnachtsgebäck, asiatische Gerichte
Cayennepfeffer, *Capsicum frutescens*		Käsegerichte, Suppen, Meeresfrüchte, Curry
Curcuma, Gelbwurz, *Curcuma longa*	Verdauung +, Entzündung -	Fenchel, Möhre, Endivie, Asiatische Gerichte, Curry, Sellerie
Curry (am besten Sorte Madras)	Mischung aus: Curcuma, Ingwer, Kardamom, Koriander, Kümmel, Muskat, Nelken, Pfeffer, Zimt	Reis-, Ragout-, Getreide- und Fischgerichte, Blattsalate, Sellerie, Chicoree, Linsen, Kürbis, Möhre, Kohl
Dill, *Anethum graveolens*	antibakteriell, Verdauung + Blähungen -, Appetit +	Gurke, Dips, Blattsalate, Kräuterquark, Fischgerichte

Gewürz/Küchenkraut	Wirkung	Verwendung
Estragon, *Artemisia dracunculus*		Blattsalate, Essig, Fisch- und Wildgerichte, Senf
Fenchel, *Foeniculum vulgare*	schleim-, krampflösend Blähungen - gegen Erkältungen	Fischgerichte, Saucen, Möhren, Gemüsebrühe, Honig, Sirup, Eingemachtes
Gewürznelke, *Syzygium aromaticum*	betäubend schmerzlindernd	Wurzelsuppen, Rotkohl, Fischmarinade, Kompott, Weihnachtsgebäck, Bratapfel
Giersch, *Aegopodium podagraria*	Gicht	Salate, Gemüse, Suppen, Kräuterquark, Brotaufstriche
Ingwer, *Zingiber officinale*	Verdauung +, Blähungen - krebshemmend	Fisch-, Asiatische Gerichte, Chicorée, Rote Bete, Pastinake, Rotkohl, Süßspeisen, Curry
Kerbel, *Anthriscus cerefolium*		Fischgerichte, Suppen, Kräuterquark, Grüne Soße, Kräuterbutter, Möhre
Knoblauch, *Allium sativum*	Blutdruck -, Cholesterinspiegel -, Arterienverkalkung - bakterienhemmend, krebshemmend	
Koriander, *Coriandrum sativum*	Blähungen -	Brote,Kürbis, Möhre, Rote Bete, Saucen, Weihnachtsgebäck, Liköre, Curry
Kreuzkümmel, *Cuminum cyminum*	krampflösend, Blähungen -, Appetit +, Verdaung +	Weißkohl, Fenchel, Pastinake
Kümmel, *Carum carvi*	krampflösend, Blähungen -, Appetit +, Verdaung +	Sauerkraut, Rot-, Weißkohl Kartoffel, Brote
Liebstöckel, *Levisticum officinale*	krebshemmend, wasserausschwemmend	Suppen, Eintöpfe, Dressings
Lorbeer, *Laurus nobilis*		Hülsenfrüchte, Suppen, Saucen, Möhre, Kartoffelgerichte

Gewürz/Küchenkraut	Wirkung	Verwendung
Majoran, *Origanum majorana*	Husten, Keuchhusten, Appetit +, Verdauung +, Krämpfe und Blähungen -	Kartoffel, Fleisch, Nudel, Pizza, Getreidegerichte, Blattsalate, Tomate, Grünkernaufstrich
Meerrettich, *Armoracia rusticana*	Entzündungen der Atem- und Harnwege -, krebshemmend	Kartoffel-, Fisch-, Fleisch-, Getreidegerichte, Saucen, Rote Bete
Minze (Ackerminze, grüne Minze u. a.) *Mentha spec.*	Blähungen -, Verdauung + anregend, Entzündungen -	Getreidegerichte, Hülsenfrüchte, Minzsauce, Blattsalate, Spargel, Staudensellerie, Tee, Tomaten, Gurken
Muskatnuß, *Myristica fragans*	Durchfall -, Appetit + Blähungen -	Kartoffelspeisen, Suppen, Saucen, Karotte, Kürbis, Porree
Paprika, *Capsicum annuum*	Magensekretion +, Apppetit + kontaktallergisch	Kartoffel-, Reis-, Nudel-, Geflügelgerichte, Suppen
Petersilie, glatte und krause, *Petroselinum crispum*	harntreibend, Menstruationsbeschwerden -	Rohkost, Kräuterquark usw.
Pfeffer, schwarz, weiß, grün, *Piper nigrum*	Verdauung +, Blähungen - anticancerogen, kontaktallergen, universell	
Pfefferminze, *Mentha x piperita*	Verdauung +, Magenkrämpfe - Übelkeit, desinfizierend, Erkältungen, krebshemmend	Nicht für Säuglinge und nicht als Dauergetränk! Blattsalate, Minzsauce, Süßspeisen, Tee, Tomaten, Zucchini, Auberginen, Gurken
Piment, Nelkenpfeffer, *Pimenta dioica*		Brote, Fisch-, Wild-, Geflügelgerichte, Rotkohl, Saucen
Pimpinelle, Kl. Bibernelle, *Sanguisorba minor*	schleimlösend	Fleischgerichte, Gurke, Grüne Sauce, Salate, Bowle
Rosmarin, *Rosmarinus officinalis*	äußerlich bei Rheuma und Gicht, Durchblutung +	Antipasti, Nudel-, Fisch- und Fleischgerichte, Tomate, Kräuterbutter, Zucchini, Pizza

Gewürz/Küchenkraut	Wirkung	Verwendung
Safran, *Crocus sativus*	Blutungen -, beruhigend, Depressionen	Reis (Risotto milanese), Fischgerichte, Saucen, Gebäcke
Salbei, *Salvia officinalis*	Schweiß -, Entzündungen - krampflösend, beruhigend	Salbeibutter, Nudel-, Fisch-, Wildgerichte, Omelett, Tomate
Sauerampfer, *Rumex rugosus*		Kräuterquark, Grüne Sauce, Dressings, Suppen (nur frisch)
Schnittlauch, *Allium schoenoprasum*	bakterienhemmend, krebshemmend	Kartoffelgerichte, Suppen, Salate, Gemüse, Saucen, Dressings, Brotaufstriche, Frischkäse
Schwarzkümmel, *Nigella sativa*	Blähungen -, Durchfall -	Kartoffel-, Getreidegerichte, Pfefferersatz, Fladenbrote, Blattsalate, Pizza, Sauerkraut
Senf, weiß und schwarz, *Sinapis alba, Brassica nigra*	Appetit +, Verdauung + Erkältungen, antibakteriell, immunsystemstärkend	Senf, Keimlinge, Eier- und Fleischgerichte, Dressings, Saucen
Sternanis, *Illicium verum*	Blähungen -	Gebäcke, Pflaumen, Kuchen, Obstsalat, Weihnachtsgebäck
Thymian, *Thymus vulgaris*	Bronchitis, schleimlösend, krampflösend, Entzündungen -	Nudelgerichte, Blattsalate, Kräuterbutter, Pizza, Pilze, Rohkost, Auberginen, Tomaten
Vanille, *Vanilla planifolia*		Süßspeisen, Gebäcke, Kuchen, Obstsalat
Wacholder, *Juniperus communis*	Bronchitis, Rheuma (äußerl.), Nieren- und Blasenentzündungen	Fisch-, Wildgerichte, Sauerkraut, Kohl- und Wurzeleintöpfe, Gin
Ysop, *Hyssopus officinalis* Zimt, *Cinnamomum aromaticum*	Halsentzündungen, Bronchitis, Schwindel -, Verdauung + Brechreiz hemmend	Lammgerichte, Kräuterliköre Kuchen, Backwaren, Punsch, Kompott, Griechische und
Zitronenmelisse, *Melissa officinalis*	nervöse Beschwerden Gallensekretion +	Fisch, Suppen, Pilze, Rohkost Salate, Süßspeisen und Tees

Natriumarme Mineral- bzw. Heilwässer (NaGehalt < 20 mg/l)

Mineral- bzw. Heilwasser	Natrium [mg/l]	Mineral- bzw. Heilwasser	Natrium [mg/l]
1-2-3 Mineralbrunnen	9	Jakobus	13
Adelholzener Primusquelle	10	Klosterquelle	9
Alaska	2	Köllertaler Sprudel	16
Allegro	2	Kreuzwald Quelle	5
Alt-Bürgerbrunn	16	Krumbach Sprudel	10
Alwa	12	Labertaler Stephanie Brunnen	6
Avanus	8	Leislinger Mineralbrunnen	10
Bad Brückenauer	4	Lichtenauer Mineralquelle	12
Bad Driburger	10	Lieler Schloßbrunnen	19
Bad Dürrheimer Johannisquelle	10	Löwensprudel	10
Bad Dürrh. Weissenberger Quelle	5	Loutraki	18
Bad Liebenwerda	5	Ludwig I. Quelle	4
Bad Nauheimer leicht	16	Lüttertaler	6
Bad Vilbeler Elisabethenquelle	8	Maresca	8
Bad Wildunger Reinhardsquelle	13	Mozartquelle	9
Berg Quelle	17	Nordquell Mineralbrunnen	18
Biberacher Mineralbrunnen	16	Oppacher Mineralquelle	10
Brassler Brunntaler Brunnen	14	Original Schloss Quelle	15
Carolinenquelle	14	Perrier	9
Contrex	7	Pur Quell	9
Diemelthaler Quelle	8	Randegger Ottilienquelle	5
Dietenbronner	7	Rappenquelle	9
Edelstaler Römerquelle	13	Rhön Sprudel	13
Eichenzeller Naturbrunnen	4	Rietenauer Heiligenthalquelle	10
Evian	6	Rilchinger Gräfin Mariannenquelle	8
Extaler Mineralquell	12	Römerquelle	8
Finkenbachquelle	1	Schönbornquelle	11
Fürst Bismarck Quelle	12	Siegdorfer Petrusquelle	9
Germaniabrunnen	14	Spa Rheine	3
Germeta Quelle	12	Staatlich Bad Meinberger	14
Glashäger	11	Stiftsquelle	13
Graf Metternich Varusbrunnen	4	St. Linus	12
Gundelfinger Aloisiusquelle	4	Vilsabrunnen	13
Harzer Grauhof	18	Vittel	7
Harzer Mineralbrunnen	15	Volvic	9
Hella Mineralbrunnen	8	Volvillante	8
Ileburger Schloßbrunnen	9	Würsinger Sport	1
Immauerquelle 3 Apollo	17	Wüteria Heiligenquelle	11

Der neue Natriumführer

An der deutschen Akademie für Ernährungsmedizin in Freiburg wurden Natrium-Analysen von über 3000 Lebensmitteln zusammengestellt. Unser Auszug aus diesem großen Natriumführer ist bewußt auf die beiden Lebensmittelgruppen beschränkt, die den größten Anteil an der täglichen Kochsalzzufuhr haben und nur unter größerem Aufwand selbst herzustellen sind. Da die Hersteller meist den Natrium- und nicht den Kochsalzgehalt angeben, ist folgendes wichtig: Den Kochsalzgehalt eines Produktes kann man durch Multiplikation des Natriumwertes mit 2,54 errechnen. Umgekehrt läßt sich der Natriumgehalt aus dem Kochsalzwert nach einer Formel durch Multiplikation mit 0,4 (exakt: 0,3937) errechnen.

Für einen Käse ist ein Natriumgehalt angegeben von 241 mg pro 100 g Käse – der Kochsalzgehalt beträgt dann 241 x 2,5 = 603 mg Salz/100 g Käse.

HERSTELLER: Produkt	Natrium [mg/100 g]	Kochsalz [mg/100 g]
Brot und Backwaren		
BURGER: Knäckebrot Delikatesse	400	1016
- Knäckebrot natriumreduziert	240	610
- Naturkorn-Roggenvollkornknäckebrot	400	1016
- Knäckebrot Sesam	400	1016
- KnäckebrotUrtyp	400	1016
- Naturkorn-Mehrkornknäckebrot	400	1016
DREI PAULY: Vollkorn-Roggenschnitten	402	1021
LIEKEN: Das Vollkornsaftige	310	787
- Grahambrot	425	1078
- Leinsamenbrot	429	1088
- Vollkorn Sonne	360	914
MESTEMACHER: Rhein. Vollkornbrot	410	1041
- Leinsamenbrot (auch Bio)	410	1041
- Bio-Katen-Vollkorn	410	1041
- Echt westfälisches Vollkornbrot	410	1041
- FIT MIT Leinsamen plus	410	1041

HERSTELLER: Produkt	Natrium [mg/100 g]	Kochsalz [mg/100 g]
MÜLLER. Krusti	394	1000
- Pfundweckerl	394	1000
- Kornvit	394	1000
WASA: Roggen Dünn	400	1016
- Vollkorn	400	1016
- Würzig	400	1016
Fleisch- und Wurstwaren		
BECEL: Diät-Kalbsleberwurst	608	1544
- Diät Grobe Leberwurst	602	1529
BEDFORD: Kalbfleischwurst		
- Mortadella	543	1379
- Schinken-Jagdwurst	524	1331
- Kräuterlyoner	527	1339
DU DARFST: Bratwurst	600	1524
GUTFRIED: Truthahnbrust-Stück	394	1000
- Truthahnfleisch	551	1400
- Truthahn-Cocktail-Sülze	445	1130
- Hähnchenbrust in Aspik	571	1450
- Truthahnfleisch in Pußta	492	1250
- Hühnchenbrust in Aspik,	492	1250
- Hühnchen-Brustfleisch in Aspik	543	1380
- Geflügel-Leberwurst	512	1300
HERTA: Hausmacher Leberwurst	630	1600
- Hausmacher Rotwurst	630	1600
- Pfälzer Kräuterleberwurst	630	1600
LUTZ: Champignonpastete	630	1600
- Schweinsbratwurst	551	1400
METTEN: Mixed pickles	591	1500
- Hähnenfilets "Ceylon"	591	1500
- Putenbrust, gegrillt	591	1500
- Hähnchenfilets in Aspik	630	1600
- Blutwurst mit Speck	630	1600

Adressen und Literatur

- 1. Modellklinik für Ernährungsmedizin, Bad Rippoldsau, Fürstenbergstr. 28, 77776 Bad Rippoldsau, Tel.: 07440-80-0, Fax: 07440-80-862
- Herz-Kreislauf-Telefon der Dt. Hochdruck-Liga: 0 62 21/47 48 00 Montag-Freitag von 9-17 Uhr
- Teststreifen und Sammelbehälter für die 24-h-Urinsammlung
  Per E-mail bei: stix@natmed.com
  Per Fax: 040 3603 16 12 21
  Per Fax aus dem Ausland: 0049 40 3603 16 12 12
  per Post bei: Medoasis AG, Baarerstrasse 112, CH-6302 Zug

Empfohlene Websites

- Deutsche Hochdruckliga http://www.paritaet.org/RR-Liga
- Der kleine Naturdoktor http://www.naturdoktor.com
- Gesundheitsberatung http://www.lifeline.de
- Selbstbehandlung mit rezeptfreien Medikamenten http://www.feelgood.de
- Bad Heilbrunner Selbstmedikationsdatenbank http://www.tee.org/

Empfohlene Bücher

- Leibold, Gerhard: Sanft fasten mit Obstsäften, Gemüsedrinks und Tees. Midena, Augsburg 1999
- Burger, Anita: *Die Rohkost-Therapie*. Heyne, München 1968
- Carr, Allan: *Endlich Nichtraucher*. Bechtermünz, Augsburg
- Cavalli-Sforza, Luca: *Verschieden und doch gleich*. Droemer Knaur, München 1994

Wissenschaftliche Literatur (Auszug; zeitlich geordnet ab 1995)

- Brouhard BH.: *Hypertension in children and adolescents*. Cleveland Clinic Journal of Medicine. 62 (1): 21 8, 1995 Jan - Feb.
- Kluthe R, Heyden S, Fodor G: *Natrium und Hypertonie*. Dustri Verlag Dr. Karl Feistle, München 1995
- J. M. Geleijnse et al: *Long term effects of Neonatal Sodium restriction on Blood pressure Hypertension*. 1996, Vol 14 (suppl 1) 210

- Godlee, F.: *The food industry fights for salt.* Br. Med. J. 312 (1996) 1239
- Brüngel, M; Kluthe, R.: *Hypertonie und Ernährung.* 1996. Aktuelle Ernährungsmedizin 21 (1996): 284 293
- Stamler J., Caggiula A., Grandits GA., Kjelsberg M., Cutler JA.: *Relationship to blood pressure of combinations of dietary macronutrients.* Findings of the Multiple Risk Factor Intervention Trial. Circulation, 94 (10): 2417 23, 1996 Nov 15.
- Midgley JP et al.: *Effect of reduced dietary sodium on blood pressure: a metaanalysis of 56 randomized controlled trials.* JAMA 1996, 275: 1590 ff.
- P. K. Whelton et al.: *Effects of weight loss and reduced sodium intake on blood pressure: The trial of nonpharmacologic intervention in the elderly.* (TONE) Journal of Hypertension 1996, Vol 14 (suppl 1) 15A. 6
- Greubel, S. et al.. *Möglichkeiten der Reduktion der Kochsalzzufuhr in der Ernährung.* Akt. Ernähr Med. 21 (1996) 146 50
- Appel LJ, Moore TJ et al.: *A clinical trial of the effects of dietary patterns on blood pressure.* New Engl J of Medicine (1997), 336: 1117– 1124
- Brüngel, M; Gebhardt, A; Zürcher G; Kluthe R.: *UrinChloridTeststreifen: Ein geeignetes Mittel zur Bestimmung der Kochsalzaufnahme insbesondere in der Ernährungstherapie von Hypertonikern?* Zeitschrift für Ernährungswissenschaft 36 (1997): 112
- Whelton PK et al.: *Trials of hypertension prevention, phase II.* Arch Intern Med 1997; 157: 657 – 667
- Stamler J.: *The Intersalt Study.* Am J Clin Nutr 1997; 65(suppl): 626S
- Yarows S. A. et al.: *Sodium concentration of water from Softeners.* Arch Intern Med/Vol 157, Jan 27, 1997: 218 – 222
- Cutler JA, Stamler J: *Introduction and summary of the dietary and nutritional methods and findings in the Multiple Risk Intervention Trial (MRFIT).* A J Clin Nutr 1997; 65(suppl): 184S 90S
- Kolloch RE. Rahn KH. *Die »Hypertension Optimal Treatment« (HOT) Studie. Behandlungsergebnisse nach zwölfmonatiger Therapie ...* Dt. Medizinische Wochenschrift. 123 (1 2): 1 5, 1998 Jan 2.
- S. Greubel, A. K. Theobald, R. Kluthe: *Natrium- und Kochsalzgehalt von überregional erhältlichen Lebensmitteln und von Mineralwässern.* Ernährungsmedizin in der Praxis Spitta Verlag Balingen, Loseblattwerk, Juni 1999, Kap 9/2.4

Register